Saúde Mental
desafios contemporâneos

Saúde Mental
desafios contemporâneos

Editora
Isabel C. Weiss de Souza

Coeditora
Elisa Harumi Kozasa

manole
editora

Produção editorial: Marcos Toledo
Capa: Ricardo Yoshiaki Nitta Rodrigues
Revisão: Priscila Motta
Projeto gráfico: Departamento Editorial da Editora Manole
Editoração eletrônica: Camila Juliani Baumhak

CIP-BRASIL. CATALOGAÇÃO NA PUBLICAÇÃO
SINDICATO NACIONAL DOS EDITORES DE LIVROS, RJ

S272

Saúde mental: desafios contemporâneos / editora Isabel C. Weiss de Souza; coeditora Elisa Harumi Kozasa. - 1. ed. - Santana de Parnaíba [SP] : Manole, 2023.

192 p.; 23 cm.

Inclui bibliografia e índice
ISBN 9786555769319

1. COVID-19, Pandemia, 2020. 2. Psicologia clínica. 3. Serviços de saúde mental - Brasil. 4. Humanização dos serviços de saúde - Brasil. I. Souza, Isabel C. Weiss de. II. Kozasa, Elisa Harumi.

CDD: 362.10981
22-79975 CDU: 364.622(81)

Meri Gleice Rodrigues de Souza - Bibliotecária - CRB-7/6439

Editora Manole Ltda.
Alameda América, 876
Tamboré – Santana de Parnaíba – SP – Brasil
CEP: 06543-315
Fone: (11) 4196-6000
www.manole.com.br | https://atendimento.manole.com.br/

Impresso no Brasil | *Printed in Brazil*

Dedicamos este livro a todos os trabalhadores da Saúde
que, com sua incansável vontade de curar
e de diminuir o sofrimento humano,
vêm aceitando os desafios e superando obstáculos.

"Além de uma nova doença, a pandemia trouxe consigo a incerteza. Todo o conhecido, seguro e costumeiro já não era mais tangível assim. Mas posso dizer que foi a incerteza que me fez querer buscar algo novo e estudar em outro país. O conforto de casa e um relacionamento sólido ficaram para trás e, para somar ao pacote, um lockdown em um país estrangeiro e um mestrado era o que eu tinha que enfrentar pela frente. Diante de tantas mudanças, novidades e sentimentos veio também, como uma maré avassaladora, a ansiedade. Voltar para casa era uma opção, mas o desejo de ultrapassar desafios pessoais e profissionais falou mais alto em mim. Percebi que minhas incertezas e desconfortos são bem representados pela Teoria da Lagosta do rabino Abraham Twerski: a lagosta é um animal macio e mole que mora dentro de uma rígida casca que não se expande. À medida que a lagosta cresce, a casca se torna pequena e ela se sente pressionada e desconfortável. Para que possa crescer ainda mais, a lagosta se protege dos predadores, deixa a casca antiga e forma uma nova casca. O processo se repete sempre que a lagosta sente que precisa crescer. O que faz a lagosta crescer, então, é o desconforto. Em situações de desconforto podemos perceber os sinais que nos são dados para enfrentar as adversidades e poder crescer, ou viver desconfortável no mesmo lugar. Depois de passar por algumas adversidades, escolhi ser como a lagosta e crescer com meus objetivos. Hoje, a minha ansiedade é como a maré, que tem suas altas e baixas, está sempre presente, mas aprendo sempre com o seu movimento."

(Maria, paciente de 29 anos que recebeu tratamento para ansiedade)

Sobre as editoras

Isabel Cristina Weiss de Souza, PHD.

Professora de formação, iniciou a carreira aos 18 anos de idade lecionando no Ensino Fundamental na cidade de Juiz de Fora (MG), onde nasceu. Depois expandiu a experiência na Educação como professora em cursos de graduação em universidades pública e privada, e pós-graduações espalhados pelo país. Formou-se Psicóloga em 1991 e em 1992 ingressou no Sistema Único de Saúde (SUS), onde atuou entre 1992 e 2010 como clínica em Centro de Atenção Psicossocial – Álcool e outras Drogas (CAPS AD), onde agregou a experiência de coordenação por alguns anos. Deu seguimento à clínica privada durante todo o período, no modelo da terapia cognitivo-comportamental (TCC), cuja especialização se deu na Universidade de São Paulo (USP) no início dos anos 2000. Em seguida, ingressou no mestrado em Saúde Coletiva pela Universidade Federal de Juiz de Fora (UFJF), onde pesquisou sobre o modelo de educação a distância (EAD) como recurso para formação de profissionais da saúde atuarem na prevenção às drogas na Atenção Primária à Saúde (APS). Certificada no programa Mindfulness Based Relapse Prevention (MBRP) por Sarah Bowen e seu time, na University of California, San Diego School of Medicine, nos Estados Unidos, e em MBRP Advanced Teacher Training pelo Centre for Addiction Treatment Studies, na Inglaterra. No doutorado (2012-2016), pela Universidade Federal de São Paulo (Unifesp), com colaboração internacional de pesquisadores da Universidade de Washington (Seattle), trouxe ao Brasil o programa MBRP, pesquisando em estudo piloto sua efetividade, eficácia e viabilidade. Possui muitos artigos publicados em sua área de atuação, coautora em muitos capítulos de livros, e em 2020 publicou o livro *Mindfulness e terapia cognitivo-comportamental* pela Editora Manole, onde relata a nova adaptação que fez do programa que representa para a população clínica em geral (MBRP transdiagnóstico), contando com a colaboração de diversos colegas na obra. Fundadora e presidente nas duas primeiras gestões da Associação de Terapias Cognitivas de Minas Gerais (ATC Minas), afiliada à Federação Brasileira de Terapias Cognitivas (FBTC). À frente do podcast "Saúde Mental e Mindfulness" (Spotify). Mãe de dois rapazes, desde a pandemia adaptou todo o seu trabalho para a modalidade *on-line* e vem se dividindo entre a vida no litoral e em Minas Gerais. Diretora do Espaço Terapêutico Isabel Weiss.

Elisa H. Kozasa, PHD

É pesquisadora do Instituto do Cérebro do Hospital Israelita Albert Einstein e professora titular do Programa Acadêmico em Ciências da Saúde da Faculdade Israelita de Ciências da Saúde Albert Einstein. Primeira *fellow* do Mind and Life Institute nomeada na América Latina. Possui graduação em Ciências Biológicas pela Universidade de São Paulo (1989), doutorado (2002) e pós-doutorado pelo Departamento de Psicobiologia da Universidade Federal de São Paulo (2011). Neurociência e Comportamento é sua principal linha de pesquisa, tendo especial interesse em avaliar bem-estar e performance por meio de uma plataforma multimodal (neuroimagem funcional e estrutural, movimento e respostas psicofisiológicas). Nessa linha, destacam-se estudos publicados em revistas internacionais sobre os efeitos de práticas como a meditação e o yoga. Participou de diálogos com o Dalai Lama, na interface entre efeitos de práticas contemplativas para a saúde em 2006 e 2011. Possui colaborações internacionais em andamento com pesquisadores da Emory University, University of Marburg e Harvard Medical School. Foi uma das três finalistas do Prêmio Saúde 2012 e 2013 na categoria de Saúde Mental e Emocional. Graduou-se 5º dan em Aikido (International Aikido Federation). Foi treinada por Alan Wallace, Paul e Eve Ekman para ministrar o programa e treinar instrutores do Cultivating Emotional Balance (um programa educacional sobre reconhecimento/manejo das emoções). Coordena a pós-graduação Gestão Emocional nas Organizações: Cultivating Emotional Balance. Possui projetos de pesquisa e inovação, um deles premiado na categoria Inovação Tecnológica no prêmio Qlicar 2016. Pós-graduada em Administração de Empresas pela Fundação Getúlio Vargas (FGV) (2016). Membro do Scientific Advisory Board do Center for Contemplative Research (desde 2020) e Membro Honorário da Força Aérea Brasileira (desde 2019).

Sobre os autores

Alessandra Diehl. Psiquiatra, especialista em dependência química e sexualidade humana. Mestre e Doutora pela Universidade Federal de São Paulo (Unifesp). Pós-doutorado pela Escola de Enfermagem de Ribeirão Preto (EERP) da Universidade de São Paulo (USP).

Alexandre de Rezende Pinto. Psiquiatra, com residência pelo Hospital Universitário da Universidade Federal de Juiz de Fora (HU-UFJF). Mestrado em Saúde pela Faculdade de Medicina da UFJF. Especialização em Dependência Química pela Universidade Federal de São Paulo (Unifesp) e Aprimoramento Interdisciplinar em Transtornos Alimentares (Ambulim – IPq-HCFMUSP). Professor de Psiquiatria da Faculdade de Medicina da UFJF. Coordenador do Ambulatório de Álcool e Drogas do HU-UFJF e do Programa de Tratamento de Transtornos Alimentares (Protal – HU-UFJF).

Ana Merzel Kernkraut. Psicóloga pela Faculdade de Filosofia, Ciências e Letras de Ribeirão Preto da Universidade de São Paulo (FFCLRP-USP). Coordenadora do Programa de Experiência do Paciente e do Curso de pós-graduação *lato sensu* em Experiência do Paciente do Hospital Israelita Albert Einstein. Presidente da Sociedade Brasileira de Psicologia Hospitalar no biênio 2022-2023. Membro do Comitê Global do The Beryl Institute. Mestranda em Ciências da Saúde pela Faculdade Israelita de Ciências da Saúde Albert Einstein (FICSAE). MBA em Gestão de Saúde pelo Insper com extensão Internacional no Hospital Clinic, em Barcelona, e Jefferson University, na Filadélfia. Formação em Psicodrama pela Escola Paulista de Psicodrama. Aprimoramento em Psicologia da Infância pela Universidade Federal de São Paulo (Unifesp).

Anamélia Lins e Silva Franco. Psicóloga, Terapeuta comunitária. Professora do Bacharelado Interdisciplinar em Saúde do Instituto de Humanidades, Artes e Ciências Professor Milton Santos (IHAC) – Universidade Federal da Bahia (UFBA).

Andressa Bianchi Gumier. Psicóloga. Mestre e Doutora em Psicologia pelo Programa de Pós-Graduação em Psicologia da Universidade Federal de Juiz de Fora (UFJF). Possui formação em Terapia Cognitiva pela Associação de Terapias Cognitivas do Estado do Rio de Janeiro (ATC-Rio). É pós-graduada em Terapia Cognitivo-Comportamental com Crianças e Adolescentes, tem Formação em Terapia de Casal e Famílias e Formação em Terapia do Esquema pela Wainer Psicologia Cognitiva.

Bárbara Barrionuevo Bonini. Enfermeira, Mestre e Doutora em Ciências pela Universidade de São Paulo (USP). Mestre em Artes na área de Educação e Globalização pela University of Oulu, Finlândia. Analista de Projetos Educacionais do Ensino Digital Einstein.

Bruno Henrique de Castro Amato. Médico de Família e Comunidade com pós-graduação em Psiquiatria. Docente na Universidade Federal de São João Del-Rei (UFSJ) desde 2015. Coordenou a Residência Médica de Medicina de Família e Comunidade na UFSJ, em sua fundação de 2016 a 2017, onde é preceptor até os dias atuais (2022). Participa do Programa Mais Médicos para o Brasil desde 2014, passando pela supervisão, tutoria auxiliar e atuando como tutor principal desde 2019.

Cândido Francisco Moreira. Psiquiatra da Fundação Hospitalar do Estado de Minas Gerais (FHEMIG) graduado pela Universidade Federal de Minas Gerais (UFMG) com especialização em Dependência Química pela Universidade Federal de São Paulo (Unifesp). Geriatria pela Faculdade de Ciências Médicas de Minas Gerais (FCMMG) e capacitação em Medicina do Sono pelo Instituto do Sono. Atua como Head em Telepsiquiatria no Programa de Apoio ao Desenvolvimento Institucional (Proadi) pela Sociedade Beneficente Israelita Brasileira Hospital Albert Einstein.

Carla Cavalheiro Moura. Psicóloga Clínica e Escolar. Pós-graduada em Saúde Mental da infância e adolescência. Psicoterapeuta do Grupo de Dependências Tecnológicas do Programa Ambulatorial Integrado dos Transtornos do Impulso (PRO-AMITI) do Instituto de Psiquiatria do Hospital das Clínicas da Faculdade de Medicina da Universidade de São Paulo (IPq-HCFMUSP). Formação em Transtornos do Controle do Impulso pelo IPq-HC-FMUSP.

Carmem Beatriz Neufeld. Psicóloga. Livre-Docente em Terapia Cognitivo-Comportamental pela Universidade de São Paulo (USP). Pós-doutora em Psicologia pela Universidade Federal do Rio de Janeiro (UFRJ). Doutora e Mestre em Psicologia pela Pontifícia Universidade Católica do Rio Grande do Sul (PUC-RS). Professora Associada do Departamento de Psicologia da Faculdade de Filosofia, Ciências e Letras de Ribeirão Preto da Universidade de São Paulo (FFCLRP-USP). Fundadora e Coordenadora do Laboratório de Pesquisa e Intervenção Cognitivo-Comportamental (LaPICC-USP). Presidente da Federação Latino-americana de Psicoterapias Cognitivas e Comportamentais (ALAPCCO) (2019-2022/2022-2025). Ex-Presidente da Federação Brasileira de Terapias Cognitivas (FBTC) (2011-2013/2013-2015). Presidente fundadora da Associação de Ensino e Supervisão Baseados em Evidências (AESBE) (2020-2023). Bolsista produtividade do CNPq.

Ciro Blujus dos Santos Rohde. Médico formado pela Faculdade de Medicina da Universidade de São Paulo (FMUSP). Residência Médica em Acupuntura pelo Instituto de Ortopedia e Traumatologia do Hospital das Clínicas da Faculdade de Medicina da Universidade de São Paulo. Estágio internacional em Medicina Tradicional Chinesa e Medicina Integrativa pela China Medical University (ROC). Especialista em Psiquiatria pela FG Faculdade Global. Organizador dos livros *Acupuntura e Medicina Tradicional Chinesa* (Série Manual do Médico Residente) e *Medicina Integrativa na Prática Clínica*. Atualmente é doutorando do Instituto de Psiquiatria do Hospital das Clínicas da Faculdade de Medicina da Universidade de São Paulo (IPq-HCFMUSP), em que coordena a Comissão de Alta do Programa Ambulatorial Integrado dos Transtornos do Impulso, e é colaborador do Irish College of Traditional and Integrative Medicine, em que é responsável pela disciplina de Psiquiatria Integrativa.

Daniel Ninello Polesel. Farmacêutico Bioquímico pela Universidade Paulista (Unip). Mestre em Toxicologia e Análises Toxicológicas pela Universidade de São Paulo (USP). Doutor em Ciências pela Universidade Federal de São Paulo (Unifesp).

Denise Tiemi Noguchi Maki. Médica formada pela Faculdade de Ciências Médicas da Santa Casa de São Paulo (FCMSCSP). Especializações em cancerologia pediátrica, psico-oncologia e medicina paliativa. Atualmente está como médica da Saúde Populacional do Hospital Israelita Albert Einstein, responsável pela Medicina e Saúde Integrativa. Coordenadora da pós-graduação em Bases de Saúde Integrativa e Bem-Estar do Instituto Israelita de Ensino e Pesquisa Albert Einstein. Formação em Foundation Design Thinking pela IDEO, Cultura da Paz e Tecnologias da Convivência pela Associação Palas Athena. Integrante do projeto de pesquisa Um Tempo com e-Natureza sobre conexão saúde e natureza com a Dra. Eliseth Leão do Instituto de Ensino e Pesquisa do Einstein.

Helena Hachul de Campos. Livre-docente e Chefe do Setor Sono na Mulher da Universidade Federal de São Paulo (Unifesp). Pesquisadora do Instituto do Sono, Professora da Faculdade Israelita de Ciências da Saúde Albert Einstein (FICSAE). Médica Preceptora de Ginecologia Endocrinológica do Hospital Santa Marcelina. Professora Orientadora do Programa de Pós-Graduação da Unifesp.

Hermano Tavares. Médico Psiquiatra. Professor associado do Departamento de Psiquiatria da Universidade de São Paulo (USP), fez doutorado e Livre-docência na USP, pós-doutorado na Universidade de Calgary no Canadá. Fundador e coordenador do Programa Ambulatorial Integrado dos Transtornos do Impulso (PRO-AMITI) do Instituto de Psiquiatria do Hospital das Clínicas da Faculdade de Medicina da USP (IPq-HCFMUSP).

Ilana Holender Rosenhek. Médica formada pela Pontifícia Universidade Católica (PUC) de Sorocaba com residência em Pediatria no Hospital das Clínicas da Faculdade de Medicina da Universidade de São Paulo (HCFMUSP); Especialização em Saúde Mental da Infância e Adolescência pela Universidade Federal de São Paulo (Unifesp); Formação em Transtornos do Controle do Impulso pelo IPq-HCFMUSP e Pós-graduada em Psiquiatria pela Santa Casa de São Paulo; Membro da Sociedade Brasileira de Pediatria, da Sociedade Brasileira de Psiquiatria e do Corpo Clínico do Hospital Israelita Albert Einstein.

Karen Szupszynski. Doutora em Psicologia pela Pontifícia Universidade Católica do Rio Grande do Sul (PUCRS). Estágio de Pesquisa na University of Maryland, Baltimore County (UMBC/EUA). Pós-doutora em Psicobiologia pela Universidade Federal de São Paulo (Unifesp). Docente do Mestrado no Programa de Pós-graduação em Psicologia da PUCRS e na Universidade Federal da Grande Dourados (UFGD).

Leandro Lucena. Graduado em Naturologia, mestre em Ciências e doutorando pela Universidade Federal de São Paulo (Unifesp). Faz parte da equipe de pesquisa e atendimento multidisciplinar do Setor Sono na Mulher do Hospital São Paulo. Possui experiência clínica utilizando as práticas integrativas e complementares (PIC). Sua área de pesquisa envolve o uso das PIC para manejo do sono e na saúde, especificamente práticas de meditação/*mindfulness* e aromaterapia.

Lívia Beraldo de Lima Bassères. Médica psiquiatra assistente da Enfermaria de Controle de Impulsos do Instituto de Psiquiatria do Hospital das Clínicas da Faculdade de Medicina da Universidade de São Paulo (ECIM – IPq-FMUSP). Especialista em Dependência Química. Formação em Cuidados Paliativos pelo Instituto Pallium Latino-América. Mestre em Ciências pelo Instituto de Psiquiatria da USP. Trainee da Sociedade Brasileira de Psicologia Analítica.

Luiz Gustavo Vala Zoldan. Médico psiquiatra pela Universidade de São Paulo (USP), especialista em Dependência Química pela Universidade Federal de São Paulo (Unifesp) e especialista em Ciência do Bem-estar pela Pontifícia Universidade Católica do Rio Grande do Sul (PUCRS). MBA em Gestão de Saúde pelo Insper. Aprofundamento em Economia Comportamental pela Chicago University (EUA). Atuou como Diretor Técnico pela Associação Paulista para o Desenvolvimento da Medicina (SPDM), no Hospital Cantareira. Atualmente é Head de Programas de Saúde Mental pela Saúde Populacional na Sociedade Beneficente Israelita Brasileira Albert Einstein (SBIBAE).

Marcia Cristina da Cruz Mecone. Enfermeira. Doutora em Ciência pela Escola de Enfermagem da Universidade de São Paulo (USP). Especialista em Ensino a Distância no Hospital Israelita Albert Einstein.

Maria Cecília Barbosa Vieira de Almeida Villela. Graduada em Medicina pela Universidade Presidente Antônio Carlos de Juiz de Fora. Psiquiatra pelo Instituto Philippe Pinel, Rio de Janeiro. Psiquiatra da Infância e da Adolescência pelo Hospital Universitário da Universidade Federal de Juiz de Fora (HU-UFJF). Atua como Psiquiatra da Infância e da Adolescência no HU-UFJF.

Maria de Fátima Gaspar Vasques. Psicóloga com 30 anos de experiência clínica. Graduação em Psicologia pela Universidade São Francisco. Especialização em Terapia Cognitivo-Construtivista e em Psicologia Clínica pela Universidade Paulista. Coordenadora do Curso de Especialização em Terapia Cognitiva do Instituto de Psiquiatria do Hospital das Clínicas da Faculdade de Medicina da Universidade de São Paulo (IPq-HCFMUSP). Psicóloga colaboradora e coordenadora do Grupo de Estudo do Comer Compulsivo e Obesidade do IPq-HCFMUSP. Diretora do Cognitiva Scientia - Cursos e palestras. Coordenadora do grupo de Dependência de Comida do Ambulatório dos Transtornos do Impulso (PRO-AMITI) do IPq-HCFMUSP.

Maria de Oliveira Ferreira Filha. Enfermeira. Professora aposentada da Universidade Federal da Paraíba (UFPB). Vice-Presidenta da Associação Brasileira de Terapia Comunitária Integrativa (Abratecom).

Maria Lucia de Andrade Reis. Educadora Física. Terapeuta comunitária, coordenadora pedagógica do Polo Formador em Terapia Comunitária Integrativa (TCI) do Instituto CAIFCOM - Cuidado, Atendimento, Ensino e Pesquisa do Indivíduo, Família e Comunidade.

Maristela Schaufelberger Spanghero. Médica Psiquiatra. Doutora em Ciências pela Universidade de São Paulo (USP). Pós-Doutora em Saúde Mental pela USP de Ribeirão. Professora do curso de Medicina da Uninove/Telemedicina PROADI-SUS.

Milene Zanoni da Silva. Farmacêutica. Professora da Universidade Estadual de Ponta Grossa (UEPG) e Universidade Federal do Paraná (UFPR). Presidenta da Associação Brasileira de Terapia Comunitária Integrativa (Abratecom).

Pedro Shiozawa. Médico Psiquiatra, formado pela Faculdade de Ciências Médicas da Santa Casa de São Paulo (FCMSCSP), possui doutorado em Psiquiatria pela mesma instituição. Especializado em Pesquisa Clínica Aplicada pela Harvard Medical School (EUA). Professor do Departamento de Psiquiatria da FCMSCSP e orientador do programa de pós-graduação *stricto sensu*.

Ricardo Padovani Sanches. Formado em Comunicação Social, Cinema e especializado em Gestão de Negócios, tem a carreira focada na elaboração de projetos de desenvolvimento de pessoas. Foi consultor de Ensino Digital e responsável pelo desenvolvimento de Universidades Corporativas em diversos setores. Hoje é Coordenador da Área de Metodologia e Fábrica de Conteúdo da Pós-graduação do Ensino Digital Einstein.

Rodrigo Menezes Machado. Médico Psiquiatra Colaborador do Ambulatório Integrado dos Transtornos do Impulso (PRO-AMITI) do Instituto de Psiquiatria do Hospital das Clínicas da Faculdade de Medicina da Universidade de São Paulo (IPq-HCFMUSP); Residência Médica em Psiquiatria pela Santa Casa de São Paulo; Formação em Transtornos do Controle do Impulso pelo IPq-HCFMUSP; Título de Especialista em Psiquiatria pela Associação Brasileira de Psiquiatria.

Sandra Cristina Pilon. Enfermeira, especialista em dependência química. Mestre e Doutora pela Universidade Federal de São Paulo (Unifesp). Pós-Doutorado pela Faculty of Nursing at Alberta, Canadá. Professora Titular da Escola de Enfermagem de Ribeirão Preto (EERP) da Universidade de São Paulo (USP), Centro Colaborador para o Desenvolvimento da Pesquisa em Enfermagem da Organização Pan-Americana da Saúde (OPAS) da Organização Mundial de Saúde (OMS).

Sandra Oyafuso Kina. Graduada em Ciências Biológicas – modalidade médica pela Escola Paulista de Medicina da Universidade Federal de São Paulo (EPM-Unifesp), mestre em Informática Médica pela mesma Instituição. MBA executivo em Gestão em Saúde pelo Insper. Possui mais de 25 anos de experiência profissional na área de ensino digital (EAD) e tecnologias educacionais, na área da saúde.

Vinícius Oliveira de Andrade. Médico Psiquiatra Colaborador do Ambulatório Integrado dos Transtornos do Impulso (PRO-AMITI) do Instituto de Psiquiatria do Hospital das Clínicas da Faculdade de Medicina da Universidade de São Paulo (IPq-HCF-MUSP). Residência Médica em Psiquiatria pelo Centro de Atenção Integrada à Saúde Mental (CAISM) de Franco da Rocha/Complexo Hospitalar do Juquery. Formação em Transtornos do Controle do Impulso pelo IPq-HCFMUSP.

Ziyad Abdel Hadi. Médico Psiquiatra. Título de especialista em Psiquiatria pela Associação Brasileira de Psiquiatria (ABP). Psiquiatra assistente do Hospital do Servidor Público Estadual. Psiquiatra preceptor do projeto Proadi do SUS.

Prefácio

Zindel V. Segal

Distinguished Professor of Psychology in Mood Disorders;
University of Toronto Scarborough.

O grande volume de pesquisas e dados provenientes da saúde pública em relação à pandemia de covid-19 mostrou um aumento global de 15 a 20% nas queixas relacionadas à saúde mental, especialmente os sintomas de depressão e ansiedade. Isso revelou um complexo número de mudanças nos padrões da prática para terapeutas e pacientes, que tiveram interrompidas suas abordagens típicas de fornecer e receber cuidado, respectivamente. Também é fato que existem desafios e oportunidades que o campo está apenas agora começando a reconhecer e, entrando neste terceiro ano de crise global, quem poderá dizer qual será o acerto de contas final? Com tudo isso em jogo, este livro não poderia ter vindo em uma melhor hora.

Saúde mental desafios contemporâneos ilumina os múltiplos impactos da pandemia, permitindo que sejam abordados de forma específica e direta. Seja por meio da consideração entre perdas e ganhos diante da mudança para plataformas *on-line* na prestação de cuidados virtuais, ou pelas fronteiras difusas entre o esgotamento e o exercício do dever entre os profissionais de saúde que passaram a responder a uma demanda sem precedentes, ou acerca dos efeitos amplificadores do isolamento social sobre os indivíduos e famílias, ou, ainda, a respeito do ato de equilíbrio entre segurança e estimulação de crianças e jovens adultos, este livro traz à tona questões que, embora possivelmente adormecidas antes da covid-19, certamente ocuparam o centro das preocupações no contexto da pandemia. Podemos ainda não ter certeza do que o novo normal trará para os cuidados de saúde mental, mas este livro é um guia útil para não só aprender mas também viver mais plenamente dentro do conhecimento que já adquirimos.

Prefácio

Susan Bauer-Wu

PhD, RN, President of the Mind & Life Institute
Charlottesville, Virginia, USA.

A pandemia mundial de covid-19 abalou a todos nós profundamente, tanto enquanto indivíduos quanto como sociedade, tendo afetado nossa saúde física e mental de maneira inédita e duradoura. Independentemente do plano de fundo social e econômico ou do local onde vivemos, todos nós fomos afetados pelo vírus. Todos nós atravessamos de alguma maneira a doença, as quarentenas, os isolamentos e a mortes de entes queridos. Enquanto muitas pessoas ficaram impossibilitadas de trabalhar, outras, como os profissionais da saúde, trabalharam continuamente e por longas horas, o que levou muitos à exaustão e ao *burnout*. As consequências na saúde mental que a covid-19 deixou foi enorme, resultando em depressão, ansiedade, abuso do consumo do álcool e dependência tecnológica.

Agora, mais de dois anos depois, sabemos que nunca iremos voltar ao estado das coisas antes da covid-19: estamos nos ajustando a um "novo normal", uma nova forma de viver. Apesar dos lutos e do medo persistente, há também um aspecto positivo resultante da pandemia. Nós aprendemos, por meio das adversidades, a valorizar a preciosidade de nossas vidas e relações. Agora, podemos ver mais claramente o quanto somos interdependentes, como podemos observar nestas palavras de Sua Santidade, o Dalai Lama:

"No mundo de hoje, todos os sete bilhões e meio de pessoas se tornaram uma comunidade humana, vivendo em um só planeta. A sobrevivência individual é inteiramente dependente da comunidade. Então tomar conta da comunidade é, no final, a mesma coisa que tomar conta de si mesmo."

Enquanto seguimos, devemos sempre nos lembrar o quão importantes são essas lições que aprendemos na pandemia para que, assim, possamos ser o nosso melhor, ser melhores uns para os outros e para o planeta e, finalmente, não desperdiçarmos nossas vidas.

Apresentação

"Quem tem por que viver pode suportar quase qualquer como."
(Nietzsche citado por Viktor Frankl)[1]

Fome, humilhação, medo, raiva, iminência de morte, perda de liberdade, entre muitos outros sentimentos e sensações impossíveis de serem descritos por quem não viveu nada sequer parecido ao que Viktor Frankl, psiquiatra judeu, viveu no campo de concentração nazista, estão certamente na lista dos maiores desafios que a humanidade pode experimentar.

Os dois últimos anos de nossas vidas foram marcados por circunstâncias que, em muitos momentos, nos remeteram à guerra e à perda de liberdade, de modo que poderão ser lembrados como aqueles sombrios anos em que ficamos privados da convivência.

Para muitos de nós, um exílio de luxo, em que não faltou comida, segurança e proteção diante da grande ameaça invisível, o vírus da covid-19. Mas, talvez, para a maioria dos brasileiros, a luta foi desigual, pois faltou trabalho (logo, comida), a vivência do luto era quase diária, não havia abrigo seguro e a doença remetia à falta de vagas em hospitais públicos e ao fantasma de uma hospitalização solitária, com a possibilidade de uma morte sem despedidas.

Existem marcas na humanidade das quais não podemos jamais nos esquecer, pois afinal, nossa adaptação depende essencialmente dessa memória. Somos sete bilhões e meio de pessoas que não vivemos em 2020 o campo

1 Frankl, VE. *Em busca de sentido: um psicólogo no campo de concentração*. Petrópolis, Vozes: 1984.

de concentração citado, mas somos testemunhas/atores de uma expressiva oportunidade de reavaliação do que vem a ser essencial para nós. Quais as lições que podemos extrair desses tempos desafiadores? O que levaremos para as gerações futuras?

O livro citado de Frankl (1984) relata como a busca do sentido da vida era o que mantinha muitos prisioneiros resilientes diante daquela condição. Acostumados a buscar sentido muitas vezes em conquistas, consumo, aglomerações, projetos que remetiam ao futuro, viagens ou, até mesmo, na correria do dia a dia, fomos levados a uma vida simples, à escassez muitas vezes, à luta pela sobrevivência diante do desconhecido, assim como a experimentar um dia de cada vez, o que passou a ser nosso lema de vida.

Durante a escrita e organização deste livro, tive certamente a experiência mais significativa de minha vida profissional que me remeteu ao livro de Frankl e me inspirou para esta apresentação. Convidada a oferecer no formato *on-line* um treinamento em meditação baseada em *mindfulness* para uma população encarcerada num presídio no estado de Minas Gerais, fui surpreendida mais uma vez com o potencial dessa ferramenta.

Conforme a fala de um dos participantes do treinamento:

> Vocês são o braço da sociedade que nos foi estendido! Vivi aqui dentro deste presídio dias de muito sofrimento imaginando como a minha família estaria lidando com a pandemia do lado de fora... será que eles estariam vivos quando eu saísse daqui? E a meditação veio logo depois me mostrar que as emoções são passageiras e que só temos o presente e que pensar no futuro só me trazia ansiedade e angústia. Hoje consigo ficar em paz aqui dentro e viver um dia de cada vez, me cuidando para quando puder viver lá fora.

Muitos de nós encontramos dor e sofrimento vivendo a pandemia. A dor como inevitável poderia nos trazer sabedoria diante da vida que sempre se impõe, e o sofrimento, sendo aquilo que agregamos, ou seja, todas as fantasias e antecipações negativas que se sobrepõem para além dos acontecimentos. Muitas vezes, representou sofrimento o sentir-se tolhido da vida lá fora, e muitos se sentiram prisioneiros em seus próprios lares. O convite diante do silêncio era claro: reconheça a si mesmo!

As cidades, os negócios, as escolas e os transportes públicos pararam, e aqueles que vinham despertando para um sentido da vida para além do que podemos desfrutar dela viram naquela uma oportunidade de aprimoramento pessoal, assim como uma oportunidade de fazer valer o sentimento de interdependência. No entanto, para muitos, a não aceitação do inevitável acirrou ainda mais o sofrimento.

A combinação de inquietude, frustração, medo, incertezas, solidão, luto, perdas, falta de sentido para aquela nova vida à qual fomos arremessados potencializou e desencadeou muitos transtornos mentais, agravados pelos efeitos do próprio vírus, cujas manifestações se mostraram sistêmicas. Nosso arsenal de possibilidades de atitudes se restringiu e tivemos que aguardar e aprender com a nova situação.

A busca do sentido no sofrimento nos fez crescer em muitos aspectos, e este livro que agora apresento é fruto de nosso interesse em agregar a experiência de muitos colegas profissionais de saúde de diversas especialidades que vivem esta pandemia na luta por dias melhores. A experiência do cuidado em saúde numa situação em que estávamos todos no mesmo barco enfrentando dificuldades advindas de um mesmo fenômeno era nova para todos.

Convidei a pesquisadora do Hospital Israelita Albert Einstein, Dra. Elisa Harumi Kozasa, para o desafio de contribuir comigo na organização da obra sob um outro olhar, o de bióloga e neurocientista. Elisa e eu nos conhecemos em 2012, na ocasião de meu doutorado em Ciências na Universidade Federal de São Paulo (Unifesp) e desde então viemos pesquisando e trabalhando juntas em alguns projetos envolvendo saúde integral e meditação.

Somos muito gratas aos 34 profissionais que aceitaram nosso convite e trouxeram aqui um pouco do que vêm vivendo em suas rotinas de trabalho e pesquisa.

Peço licença para concluir esta apresentação de uma maneira informal, citando uma frase daquelas que lemos em rede social, pois nunca fomos tão viciados em internet como em tempos de pandemia: "O *mais importante é saber o que é mais importante*." (autoria desconhecida)

Dra. Isabel Cristina Weiss de Souza
Editora

Sumário

SEÇÃO 2: DESAFIOS NAS INSTITUIÇÕES

SEÇÃO 3: O LEGADO

Seção I

As doenças mentais na pandemia da covid-19

01

Transtornos de ansiedade

Isabel C. Weiss de Souza
Alexandre de Rezende Pinto

*"...tempo, tempo, tempo, tempo
entro num acordo contigo...
tempo, tempo, tempo, tempo"*
(Oração ao Tempo – Caetano Veloso)

INTRODUÇÃO

A ansiedade é uma emoção normal e fisiológica dos seres humanos, assim como a alegria e a tristeza, a raiva e o medo. Por isso, pode-se afirmar que todos experimentamos ansiedade em algumas situações específicas da nossa vida. A ansiedade é caracterizada como uma sensação difusa e desagradável de apreensão, sobretudo em relação ao futuro ou a algo que possa vir a acontecer. As manifestações dessa condição podem acontecer por meio de pensamentos, preocupação antecipatória e medo, por sintomas mais somáticos (autonômicos) – como palpitações, sudorese, dificuldade para respirar, tensão muscular e tremores – e por elementos mais comportamentais, como esquiva e evitação de situações geradoras de ansiedade.

A ansiedade deve ser entendida como um sinal de alerta e atua como uma advertência a uma ameaça interna ou externa, sendo na maioria das vezes, portanto, uma resposta normal adaptativa. Essas reações levam o indivíduo a tomar as medidas necessárias para evitar a ameaça ou reduzir suas consequências.[1]

Em muitos casos, a ansiedade contribui para que uma pessoa consiga desempenhar bem uma determinada tarefa, por exemplo, quando procura estudar e se preparar de modo adequado para uma prova ou concurso que irá realizar. Em outros momentos, pode se tornar tão intensa e desconfortável que compromete a qualidade de vida do indivíduo. Ou seja, a ansiedade pode se tornar patológica, dependendo da intensidade, do prejuízo e do sofrimento causado à pessoa.

Dessa forma, a ansiedade é uma característica selecionada durante a evolução das espécies por trazer vantagens à adaptação dos seres ao ambiente e manutenção da vida. Porém, na presença da ativação dessa característica diante de estímulos não apropriados, em intensidade inadequada ou, ainda, em sua manutenção após o desaparecimento do estímulo que a evocou, pode gerar sofrimento e prejuízo funcional.[2]

Em 11 de março de 2020, a Organização Mundial da Saúde (OMS) declarou como uma pandemia os casos de infecção causados pelo novo coronavírus espalhados pelo mundo (também conhecido como SARS-CoV-2), denominada covid-19 (*Coronavirus Disease*). Houve um aumento progressivo de casos e mortes em todos os países: até o início de maio de 2022, dados da OMS acumulavam mais de 500 milhões de casos em todo o mundo e mais de 6 milhões de óbitos causados pela doença. O Brasil, que sempre esteve entre os países com o maior número de pessoas infectadas, já registrou mais de 30 milhões de casos e mais de 600 mil mortes, desde o início da pandemia. Essa condição mundial provocou a adoção de medidas de saúde pública destinadas a conter a propagação do vírus: confinamento de mais da metade da população ao redor do mundo, fechamento de escolas e universidades, distanciamento social e a declaração de emergências sanitárias em todas as regiões do planeta.[3]

Além dos efeitos diretos da covid-19 (mortes, necessidade de internações prolongadas, extenso processo de recuperação funcional), a pandemia criou um ambiente no qual muitos determinantes da saúde mental são afetados. Todas as mudanças experimentadas durante esse período têm o potencial de afetar substancialmente a saúde mental da população. Por exemplo, o distanciamento social afeta a saúde mental, constituindo um fator de risco importante para transtornos mentais.[4] Em um primeiro momento, houve uma grande preocupação em relação a si mesmo e aos familiares quanto aos riscos de contaminação e a consequente morte, além do medo da perda de emprego e das incertezas quanto ao futuro. Posteriormente, as consequências passaram a ter relação com a falta de convivência com amigos e familiares.

Segundo o Global Burden of Disease Study, um programa abrangente de pesquisa global sobre a carga das doenças em todo o mundo, os transtornos mentais estiveram entre as principais causas de carga global relacionada à saúde, com destaque para os dois transtornos mais incapacitantes, que foram os transtornos depressivos e de ansiedade. Os transtornos de ansiedade são os transtornos psiquiátricos mais prevalentes e há uma carga considerável associada a eles (em termos de anos de vida ajustados por incapacidade, anos vividos com incapacidade e anos de vida perdidos).[4] Os transtornos de ansiedade são o segundo transtorno mental mais incapacitante na maioria dos países das Américas. Entre esses países, o Brasil lidera como aquele em que os transtornos de ansiedade mais causam prejuízo.

Em relação ao impacto da pandemia na saúde mental da população mundial, uma revisão sistemática de 27 estudos publicados entre janeiro de 2020 e janeiro de 2021, que tinham dados de uma linha de base pré-pandemia, mostrou um aumento de 25,6% de transtornos de ansiedade em todo o mundo. Esse estudo ainda apontou que as mulheres foram mais afetadas do que os homens, assim como as faixas etárias mais jovens. As regiões que tiveram os maiores aumentos de prevalência dos transtornos de ansiedade foram aquelas mais afetadas pela pandemia em 2020, com medidas mais rigorosas de diminuição da mobilidade da população e taxas diárias mais altas de infecção. A partir de dados já existentes, sabe-se que as mulheres são mais propensas a serem afetadas pelas consequências sociais e econômicas em momentos de crises, tais como na pandemia. Os cuidados adicionais e responsabilidades familiares, em virtude do fechamento das escolas ou de membros da família que ficam doentes, são mais propensos a sobrecarregar as mulheres. Além disso, as mulheres tendem a ser mais desfavorecidas financeiramente, por terem salários mais baixos, e estarem mais passíveis de se tornarem vítimas de violência doméstica, cuja ocorrência também aumentou durante os períodos de isolamento social.[4]

Com o fechamento das escolas e as restrições sociais mais amplas, os jovens não conseguiram se reunir fisicamente, o que afetou sua capacidade de aprender e interagir com seus pares. A Unesco declarou a pandemia de covid-19 como a mais grave perturbação da educação global da história. Além disso, os jovens são mais vulneráveis ao desemprego do que as pessoas mais velhas, durante e após crises.[4]

Outra revisão sistemática de 55 estudos, com metanálise, estimou a prevalência de depressão, ansiedade, insônia, transtorno de estresse pós-traumático (TEPT) e sofrimento psicológico relacionados à covid-19 entre as populações afetadas, independentemente de serem profissionais de saúde, pessoas que tiveram ou não tiveram a infecção. A prevalência de ansiedade foi de 15,15% (IC 95% 12,29-18,54). Em comparação com o que foi observado no último estudo da OMS sobre transtornos mentais, a prevalência de depressão nas populações afetadas pela covid-19 é três vezes maior (15,97%) do que na população geral (4,4%), ao passo que no caso da ansiedade é quatro vezes maior (15,15% *versus* 3,6%).[3]

É interessante que, nesse estudo, diferente do que fora observado em outras pesquisas, não foram encontradas diferenças entre gêneros. As distinções entre os grupos foram verificadas apenas nos profissionais de saúde, que tiveram maior prevalência de insônia do que outros indivíduos incluídos no estudo.

Esses resultados são consistentes com estudos anteriores que demonstraram que, durante epidemias e crises, os profissionais de saúde geralmente apresentam a mesma intensidade ou menor intensidade de problemas de saúde mental do que outros membros da comunidade. No entanto, após o fim da pandemia, esses profissionais podem desenvolver problemas mais graves de saúde mental.[3]

Sobre dados de TEPT, em outra metanálise de 63 estudos, com um total de 124.952 pessoas de 24 países diferentes, a estimativa geral combinada da prevalência foi de 17,52%. Esse estudo encontrou uma alta prevalência de TEPT entre pacientes com covid-19 (15,45%), profissionais de saúde (17,23%) e na população geral (17,34%).[5]

Em relação aos dados brasileiros, um estudo transversal realizado entre abril e maio de 2020, com 3.200 brasileiros maiores de 18 anos, por meio de uma entrevista *on-line* com aplicação de uma escala de depressão, ansiedade e estresse, encontrou nesse grupo uma prevalência de 19,4% de ansiedade. Antes da pandemia, a prevalência de transtornos de ansiedade era de 9,3%, no Brasil. A pandemia afetou a saúde mental dos indivíduos por meio das propriedades neurotrópicas do vírus, como veremos adiante, para aqueles que se contaminaram e, indiretamente, como já dito, em decorrência da preocupação excessiva com o futuro durante o distanciamento social. Os principais fatores de risco para o estresse, ansiedade e depressão foram ser do sexo masculino, ser trabalhador de saúde, ter mais de 50 anos, ter baixo nível de escolaridade, apresentar algum tipo de morbidade física ou transtorno psiquiátrico e ter amigos ou parentes com sintomas de covid-19. Assim, esse estudo revelou alguns dados específicos em comparação com outras investigações internacionais.[6]

Uma outra pesquisa, com o objetivo de investigar a ocorrência de alterações psiquiátricas e cognitivas em uma coorte de sobreviventes de formas moderadas ou graves de covid-19, incluiu 425 adultos que foram avaliados 6 a 9 meses após a alta hospitalar com uma entrevista psiquiátrica estruturada, testes psicométricos e avaliações cognitivas. Nesse estudo, os diagnósticos de depressão, transtorno de ansiedade generalizada (TAG) e TEPT foram, respectivamente, 8%, 15,5% e 13,6% dessa amostra. No ano anterior ao início da pandemia, as prevalências de depressão e TAG foram de 2,56% e 8,14%, respectivamente. Em outros aspectos, o declínio da memória foi relatado subjetivamente por 51,1% dos pacientes. Os resultados psiquiátricos ou cognitivos não foram associados a quaisquer variáveis clínicas relacionadas à gravidade da doença em fase aguda, nem por estressores psicossociais.[7]

Por todo o exposto, sabe-se que o estresse psicossocial representa um importante mecanismo que predispõe vítimas da covid-19 ao sofrimento emocional, de modo que algumas delas acabarão por apresentar sinais e sintomas de transtornos psiquiátricos propriamente ditos. No entanto, evidências recentes indicam que as alterações neuropsiquiátricas podem representar envolvimento no sistema nervoso central na fisiopatologia da covid-19, o que resultaria em grande parte dos mecanismos indiretos mediados por inflamação (vascular e imunológica) e hipercoagulabilidade, além de possível invasão do cérebro pelo próprio coronavírus. Tal situação tem sido chamada "neurocovid", caracterizada por sintomas de deficiência cognitiva. Há dados mostrando que, em populações vulneráveis (particularmente idosos), a infecção por SARS-Cov-2 pode acelerar patologias cerebrais subjacentes e aumentar o risco de declínio cognitivo tardio e progressão para demência.[7]

TRANSTORNO DE ANSIEDADE GENERALIZADA (TAG)

O TAG se caracteriza por uma ansiedade e preocupação contínuas e excessivas, com vários eventos ou atividades na maior parte dos dias, durante um período de pelo menos 6 meses. As preocupações são difíceis de serem controladas e estão associadas a sintomas somáticos, como tensão muscular, irritabilidade, dificuldade para dormir e inquietação. Tais sintomas são muito perturbadores e comprometem áreas importantes da vida da pessoa.[1]

O que se percebeu na pandemia, inicialmente, foi o surgimento de importantes preocupações excessivas e difusas acerca do risco de contaminação e o medo da morte de familiares ou amigos próximos. Em outro momento, a ansiedade esteve associada ao impacto sobre as questões econômicas e financeiras, tais como medo de perda do emprego. Por agora, o que tem preocupado as pessoas, em geral, é como se dará essa tentativa de retorno a uma vida normal.

TRANSTORNO DE ESTRESSE PÓS-TRAUMÁTICO (TEPT)

O TEPT é caracterizado por aumento do estresse e da ansiedade após a exposição a um evento traumático ou estressor. Esses eventos podem incluir ser testemunha ou vítima de um acidente, crime violento ou agressão, estar envolvido em um desastre natural, vivenciar abuso físico ou sexual e, no caso da pandemia de covid-19, ser diagnosticado com uma doença com risco de morte ou a morte inesperada de pessoas próximas. Indivíduos com TEPT apresentam sintomas em três domínios, que devem durar mais de um mês: i) sintomas intrusivos após o trauma; ii) esquivamento de estímulos associados ao trauma; e iii) experiência de sintomas de aumento da excitação autonômica.[1] Assim, os sintomas principais do transtorno estariam relacionados com pensamentos intrusivos, pesadelos e *flashbacks* do evento traumático, repreenção de lembranças do trauma, hipervigilância e alterações do sono, que levam a uma considerável disfunção social, ocupacional e interpessoal.[8]

Os eventos traumáticos estão associados a uma série de outras psicopatologias, incluindo depressão e outros transtornos de ansiedade. Verificou-se que muitos diferentes tipos de trauma podem resultar em TEPT. Os tipos mais comuns são violência sexual (corresponde a 33% dos casos) e experiências traumáticas na rede interpessoal (p. ex., morte de um ente querido ou outro evento traumático envolvendo uma pessoa próxima, com cerca de 30% dos casos). O aumento da duração da exposição ao trauma também tem sido associado a um maior risco de TEPT. Uma metanálise de 2015 encontrou prevalências combinadas de TEPT clinicamente importantes após a alta de UTI de 24% (1 a 6 meses depois) e 22% (7 a 12 meses depois).[9]

TRANSTORNO DE PÂNICO

Um ataque de pânico é um episódio súbito de intenso medo ou apreensão, que pode durar alguns minutos. Pode ou não ocorrer quando o paciente é exposto a um gatilho específico, tanto imediatamente após quanto passado um período considerável desde tal exposição. Os ataques de pânico podem estar presentes em muitos transtornos psiquiátricos diferentes.[1]

No transtorno do pânico, os pacientes experimentam ataques de pânico recorrentes e paroxísticos, ou seja, não possuem vinculação com ambientes ou situações específicas. Além disso, entre os ataques, os pacientes podem manifestar apreensão e preocupações persistentes acerca de novas ocorrências, com duração de pelo menos 1 mês, e mudanças no comportamento relacionadas aos ataques com a finalidade de evitar outras crises, como a esquiva de situações desconhecidas ou determinados ambientes.

O transtorno do pânico é frequentemente comórbido com outros transtornos psiquiátricos. A depressão parece ser o transtorno psiquiátrico mais frequentemente observado nos quadros de transtorno do pânico. Ele também parece estar associado a várias condições médicas, entre as quais asma e outras doenças respiratórias e cardiovasculares.[10]

TRATAMENTO FARMACOLÓGICO

Neste tópico, vamos falar um pouco do tratamento farmacológico dos transtornos de ansiedade. O principal objetivo do tratamento é reduzir a intensidade dos sintomas e, assim, melhorar o funcionamento do indivíduo. A terapia cognitivo-comportamental (TCC) e o tratamento farmacológico são, ambas, opções iniciais eficazes.

Os medicamentos de primeira escolha são aqueles de ação serotoninérgica, ou seja, os inibidores seletivos de recaptação de serotonina (ISRS) e inibidores de recaptação de serotonina e noradrenalina (IRSN). Os ensaios mostraram que, geralmente, todos os antidepressivos serotoninérgicos estudados têm resultado semelhante. As taxas de resposta são aproximadamente 60 a 70% para ISRS *versus* placebo. Para o TAG, outras opões como a pregabalina e a agomelatina também possuem boas evidências.[11] Os antidepressivos tricíclicos (ADTs) são igualmente eficazes para alguns desses transtornos, porém muito menos tolerados. Ou seja, os inibidores de recaptação de serotonina (incluindo os ISRS e os IRSN) têm menor propensão a causar sedação ou efeitos colaterais cognitivos do que outras opções antidepressivas (como, por exemplo, os ADTs) e menor risco de dependência do que os benzodiazepínicos.

A seleção deve ser personalizada com base no perfil de efeitos colaterais, interações medicamentosas, histórico de tratamento e preferência do paciente.[11]

Em casos resistentes ao tratamento, os benzodiazepínicos podem ser usados quando o paciente não tem história de transtorno por uso de substância. Os benzodiazepínicos também podem ser usados em combinação com medicamentos serotoninérgicos durante as primeiras semanas antes do início do efeito para acelerar o início da eficácia ou para suprimir o aumento da ansiedade, às vezes visto quando a terapia serotoninérgica é iniciada.[12] No entanto, a prescrição dos benzodiazepínicos nesses pacientes seria adequada apenas para uso de curto prazo no alívio rápido dos sintomas agudos e intensos de ansiedade e nos pacientes que não responderam a outros tratamentos de primeira linha e apresentam sintomas de intensidade grave, persistente e prejudicial.[11]

São opções de tratamento medicamentoso para pacientes sem resposta às medicações de primeira linha os benzodiazepínicos, a buspirona, a quetiapina, a hidroxizina e a agomelatina. Para indivíduos que apresentam uma boa resposta clínica ao tratamento farmacológico do TAG, sugerimos continuar o tratamento por pelo menos 12 meses para prevenir recorrência ou recaída.[11]

MEDO E PREOCUPAÇÃO, EIS O CICLO DA ANSIEDADE

Na terapia cognitivo-comportamental (TCC) ensinamos aos pacientes como reconhecer a ansiedade "amiga", aquela que está a serviço do enfrentamento de situações desafiadoras ou mesmo aquela que resolve aparecer quando estamos próximos à realização de algo muito esperado e, nesses casos, ela é visitante. Essa ansiedade não costuma ser sentida como uma ameaça em si, ao contrário, reconhece-se que ela está presente para nos auxiliar diante de uma ameaça real ou diante de uma situação inovadora.

No entanto, nem sempre é possível estabelecer essa relação de maneira tranquila A ansiedade que insiste em estar presente passa a ser moradora e a

modular a experiência, assim como todo o funcionamento cognitivo/afetivo e, consequentemente, bioquímico.[13]

Vejamos o seguinte esquema (Figura 1) que apresenta a base do modelo cognitivo-comportamental da ansiedade:

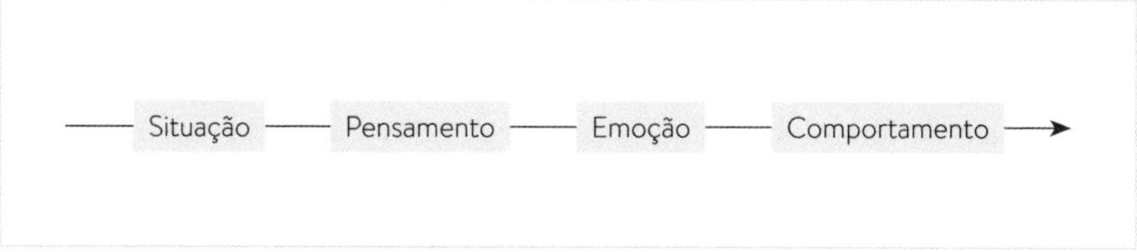

Figura 1 Modelo cognitivo-comportamental da ansiedade.

A ansiedade sempre começa por algum gatilho, demonstrado na Figura 1 como uma "situação", que pode ser externa (acontecimentos reais) ou interna (emoções, ruminações, sensações físicas). Os pensamentos seguem imediatamente à situação e estes, em geral, são enviesados nesses casos, ou seja, apresentam um conteúdo catastrófico, antecipatório e imperativo. O pensamento é então seguido por uma emoção que o acompanha, expressa por intermédio de sensações físicas desconfortáveis. Estas últimas que são, normalmente, percebidas pelo paciente, que se queixa de nó na garganta, aperto no peito, sudorese, pernas bambas, visão turva, falta de ar, alta tensão física, vertigem, tremores, entre outras.[13]

Em seguida, o comportamento é consequência de um repertório que a pessoa já domina. Se acostumada a se esquivar diante do medo, assim o fará. Caso disponha de um arsenal mais adaptativo, tenderá a enfrentar exibindo um comportamento que a permite vivenciar aquela experiência de uma maneira diferente da habitual e a extrair novas aprendizagens, saindo muitas vezes de um círculo vicioso em direção a um círculo virtuoso.[14]

A preocupação também é compreendida como um comportamento, caso for apresentada como uma resposta a uma situação. Alguém que assistiu a um telejornal em que se falava da escalada da pandemia da covid-19 e diante do sentimento de apreensão e medo mergulhou nos pensamentos catastróficos acreditando neles completamente e lhes dando vazão, certamente passou a vivenciar no corpo e na mente uma reação à preocupação que tende a se manter gerando ruminações.[14]

De acordo com o que propõe Hofmann[14], os pensamentos reais ligados às informações sobre a pandemia constituiriam o componente cognitivo da ansiedade, "mas o ato de se preocupar é um comportamento".[14] Muito importante propor essa explicação ao paciente que sofre de ansiedade, uma vez que sabemos que comportamentos são passíveis de mudança/aprendizagem, ao passo que a pessoa muito preocupada se acostumou a tentar resolver o ciclo da ansiedade pensando (se preocupando) e, dessa forma, mantendo-se presa à cadeia de pensamentos, que por sua vez geram emoções e sensações físicas, num *looping* sem fim.

Diante de uma ameaça real, a ansiedade visitante ajuda a nos prepararmos para uma situação. Para enfrentamento da pandemia, por exemplo, passamos a adotar comportamentos de segurança seguindo os protocolos sanitários. Adotar medidas claras e objetivas que começaram a ser veiculadas e parar o pensamento por aí, não deixando que vagueasse pelas vias do desespero, foi uma medida de saúde mental necessária.

Medo e preocupação, nesta ordem, retroalimentam os transtornos de ansiedade, que têm sabidamente componentes biopsicossociais[13] e podem se caracterizar principalmente por transtorno de ansiedade generalizada (TAG), transtorno de ansiedade social, transtorno de pânico, agorafobia, transtorno de estresse pós-traumático (TEPT), transtorno obsessivo-compulsivo (TOC), entre outros.[15]

Como dito anteriormente, constatamos um aumento muito expressivo nos índices de ansiedade no mundo[3] e especialmente no Brasil desde o deflagrar da pandemia da covid-19.[7] Diante dessa situação, pessoas que já sofriam com algum transtorno de ansiedade viram sua situação ser agravada, uma vez que um cenário de incertezas se instalou rapidamente, e tivemos, todos, que lidar com muitos desafios, de diversas ordens, como veremos muito bem descritos ao longo deste livro.

Proponho uma breve apresentação sobre como a ansiedade neste contexto de pandemia se caracterizou de acordo com alguns principais transtornos citados, com base no DSM-5:[15]

- TEPT: pessoas que passaram por situações dramáticas e sentiram-se expostas a episódios concretos ou ameaças de morte experimentam lembranças intrusivas angustiantes, com sofrimento psicológico intenso e reações fisiológicas (perdas, hospitalização, caos nas cidades onde vivem);
- TOC: preocupação excessiva com a possibilidade de contaminação pelo vírus;
- TAG: preocupação excessiva em manter tudo e todos sob controle;
- Pânico: aconteceu geralmente em pessoas que já eram ansiosas e passaram a experimentar sentimento permanente de desamparo devido à preocupação e antecipação sobre ter novos ataques de pânico.

O QUE PODE AJUDAR: O MODELO PADRÃO-OURO NA LITERATURA

Os transtornos de ansiedade cursam com preocupação excessiva, ruminações, comportamentos de esquiva e busca pela recompensa, tendo sido esta última considerada por Judson Brewer[16] como um hábito. No entanto, torna-se um hábito claramente não compensador, como ele afirma, pois aquilo que um dia foi aprendido como forma de enfrentamento torna-se obsoleto e já não traz a mesma recompensa. Esquivar-se diante do medo, conservar pensamentos catastróficos que alimentam esse sentimento, acreditar neles e entrar no ciclo vicioso são atitudes que tendem apenas a piorar a situação no processo de retroalimentação.

A situação de crise diante da covid-19 trouxe elementos que serviram de gatilho para o adoecimento mental, em especial a ansiedade.[7] Os tratamentos de base cognitivo-comportamental, complementados por intervenções baseadas em *mindfulness*, já vinham se mostrando eficazes no enfrentamento, principalmente, da ansiedade e da depressão, visto que ambos apresentam muita similaridade e objetivam diminuir o sofrimento psicopatológico, numa combinação de exercícios terapêuticos que atuam na dessensibilização às respostas condicionadas ao medo, com as práticas de *mindfulness* atuando na sustentação da atenção plena (em contrapartida ao piloto automático) e os exercícios da TCC tradicional focando nos processos baseados em exposição.[17]

Essa combinação de abordagens seguiu dando suporte aos pacientes e profissionais de saúde que sofriam de desespero, sobrecarga e ansiedade durante o período da pandemia, como forma de enfrentamento. São as práticas formais de meditação baseada em *mindfulness*, como a da respiração, da compaixão e da bondade amorosa, as responsáveis por manterem a mente no momento presente.[18]

O que parece simples, no entanto, depende de treino, pois a mente tende a vaguear. Com o tempo, a prática regular da meditação permite que o indivíduo reaja ao ambiente e a qualquer situação com mais calma e equanimidade, e isso pode ser observado mesmo após treinamentos de oito semanas, como é o padrão.[17] Estudos mostram que, no longo prazo, as pessoas que meditam apresentam mudanças em áreas do cérebro ligadas ao estresse e à ansiedade com alteração no volume do hipocampo (estrutura que faz parte da rede neural da ansiedade, também envolvido na formação de novas memórias, ligado ao aprendizado e à regulação das emoções) e diminuição da ativação da amígdala cerebral (estrutura que tem papel importante nas reações ao medo e à ansiedade).[17,18]

Diante da diminuição expressiva das reações ao estresse, o paciente torna-se capaz de não se engajar na espiral que envolve as cognições mal adaptativas

(p. ex., pensamentos catastróficos antecipatórios), as emoções associadas e os comportamentos de esquiva, reconfigurando aqueles valores de recompensa do cérebro que foram atribuídos em algum momento da vida (medo → preocupação), conseguindo assim distinguir entre comportamento de cautela diante do risco real e comportamento de esquiva compensatório.[16,17] Como se sabe, a ansiedade é contagiante e os ambientes que fomentam o comportamento de preocupação tendem a validá-la. Ao falar em ambiente, nos referimos à família, por exemplo, ou mesmo ao ambiente virtual em que tantas tragédias e antecipações negativas foram compartilhadas durante a pandemia.

Fomentar a autonomia do paciente em relação ao que ele alimenta de informações, fortalecê-lo no enfrentamento das situações de mudança (que as crises em geral trazem a rebote), oferecer ferramentas que o auxilie no desenvolvimento de posições em perspectiva, em relação aos pensamentos (você verá isso mais detalhadamente no Capítulo 1 da Seção 3), auxiliá-lo no reconhecimento das emoções que merecem ser validadas em detrimento daquelas que são retroalimentadas nos ciclos viciosos (como medo do futuro, por exemplo, que paralisa e adoece no médio prazo), cuidar do ambiente mental, se exercitar, reconhecer pensamentos como somente pensamentos e adotar comportamentos proativos estão na base do desenvolvimento da resiliência, tão importante na vida e especialmente em momentos de crise.

O modelo de tratamento da TCC que acabamos de descrever muito brevemente e que hoje em dia contempla as práticas de *mindfulness* (atenção plena) em seus protocolos demonstra ter aplicabilidade nesses casos, uma vez que foi desenvolvido para tratamento de quadros de ansiedade, depressão, abuso de substâncias, entre outros, além de ter sido amplamente testado para intervenções *on-line*, demonstrando efetividade e eficácia, além de permitir adaptações a diferentes populações, ter caráter transdiagnóstico, assim como permite ser ensinado a profissionais de saúde que possam replicá-lo.[14,16,19]

Aos pacientes que procuraram ajuda terapêutica no período, pudemos oferecer, em primeiro lugar, acolhimento, seguido da definição do quadro e alocação de recursos, entre eles a TCC, o *mindfulness* e a avaliação psiquiátrica. A epígrafe de caso clínico que introduz este livro (caso você não tenha lido sugiro que retorne lá e dê uma olhadinha) foi escrita por uma paciente, que recebeu o tratamento protocolar para transtorno de ansiedade no auge da pandemia.

Maria estava com 29 anos e já havia sido nossa paciente anteriormente, quando tratou de um quadro de ansiedade pontual, realizando TCC e o treinamento de *mindfulness* (ver Seção 3, Capítulo 1), naquela ocasião. Decidiu se mudar para um país da Europa, a fim de cursar o doutorado, pouco antes de a pandemia ser declarada. Diante do rompimento recente de um relacionamento de 8 anos, sozinha num país em situação de *lockdown*, com uma rotina totalmente diferente da sua habitual no Brasil, apresentou uma crise de pânico. Retomou a TCC *on-line* e buscou pelo atendimento médico na universidade em que havia iniciado seus estudos. Atuamos na prevenção de recaída, retomando inclusive as práticas regulares de *mindfulness* e, em algumas semanas, os sintomas já não estavam presentes, de modo que a paciente pôde retomar plenamente suas atividades, mesmo diante dos desafios que ainda se faziam presentes.

Com suas bases na TCC, as práticas regulares de *mindfulness*, baseadas em meditação, permitem àquele que sofre de ansiedade (independentemente do tipo de transtorno) tomar consciência de seus vieses atencionais,[20] ou seja, nesses casos, o sistema de atenção é mais sensível a informações e eventos ligados às ameaças e, como dissemos anteriormente, o comportamento de preocupação retroalimenta o sistema.

O segundo passo após a tomada de consciência é perceber o caráter eventual dos pensamentos, permitindo-se percebê-los (posição metacognitiva) e deixá-los passar, jogando-os na corrente de um riacho, por exemplo, enquanto medita, ou mesmo levando a atenção à respiração, por alguns instantes, o que muitas vezes permite sair daquele *looping* a que já nos referimos.[21]

Como sempre reafirmamos, essas práticas não são SOS, portanto, devem ser treinadas regularmente, mesmo quando não se está diante de desafios, para que, na presença deles, a mente esteja preparada para responder de outra forma. Lidar com os pensamentos como pensamentos e não como verdades absolutas muda a forma como os vemos e, mais que isso, nos permite constatar seu caráter eventual, aleatório e, muitas vezes, pouco (ou nada) fundamentado na realidade.[21]

O comportamento de preocupar-se, para a pessoa que sofre com ansiedade, pode ser considerado uma esquiva diante de uma experiência emocional aversiva (p. ex., ao receber uma notícia sobre o aumento de mortes por covid, a pessoa mergulha em preocupações antecipatórias, na tentativa equivocada de "se proteger"). No entanto, ele gera a ruminação, que é automática.[16] À medida que vamos treinando *mindfulness*, a mudança acontece da seguinte forma: as ruminações, que na verdade levam ao aumento involuntário da atenção seletiva para tais conteúdos, são substituídas naturalmente por uma posição em perspectiva diante dos pensamentos, o que permite à pessoa perceber o gatilho em vez de reagir a ele com mais pensamentos e ruminações, escolhendo, assim, a melhor resposta.[22]

Vejamos um esquema como proposto na sessão 6, "Vendo Pensamentos como Pensamentos", do programa Prevenção de Recaída Baseada em *Mindfulness*,[21] que orientou nossa retomada das sessões com Maria, auxiliando-a no resgate de suas habilidades de enfrentamento da ansiedade, caracterizada naquela circunstância por uma crise de pânico com manifestações ansiosas e alguns comportamentos evitativos no período. O exemplo a seguir é fictício, não retrata exatamente o conteúdo que foi trabalhado com ela, a fim de preservá-la, mas demonstra apenas um caminho que optamos por seguir. O exercício se chama "Ciclo da Recaída";[21] nele, o paciente exercita a possibilidade de tomar dois caminhos diferentes diante de um gatilho da ansiedade: ou pratica o PARAR: espaço para respirar (explicado a seguir) ou segue no Piloto Automático (Figura 2).

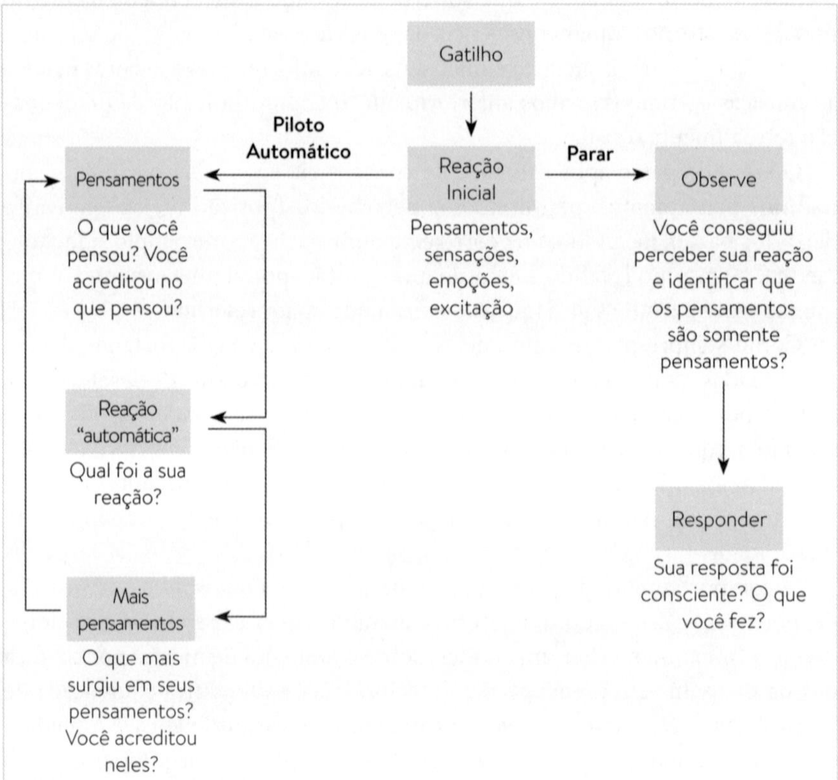

Figura 2 Ciclo da recaída.

- GATILHO: *pensamentos/ruminações* → "Estou sozinha aqui, como farei se pegar covid e precisar de ajuda?"
- Reação inicial: *pensamentos* → "estou desamparada"; sensações: coração disparado, tremores, aperto no peito, sensação de iminência de morte; emoções: medo, ansiedade, tristeza.
- PARAR: *reconhecer pensamentos como pensamentos* → "Não tenho sinais da doença neste momento", "Moro com mais três pessoas aqui que poderão me

ajudar", "Estou tomando os cuidados de prevenção contra a covid", "Posso pedir ajuda ao sistema de saúde deste novo país que é eficiente no cuidado".

- Resposta com consciência: volta às atividades (todas *on-line* naquele momento), estreitamento dos laços com as pessoas que conheceu, manter contato com a terapeuta *on-line*, dedicar-se às meditações diárias (o que, em seu caso, permitiu que se mantivesse no momento presente, em contrapartida ao modo ansioso sempre projetado no futuro).
- PILOTO AUTOMÁTICO: *Acredita nos pensamentos disparados como gatilho; reage automaticamente*: começa a se informar sobre a situação da pandemia naquele país; se isola no quarto e não estreita os laços com as pessoas que moravam com ela há pouco tempo; não consegue estudar e fica preocupada com as pendências (procrastinação), passa a alimentar pensamentos antecipatórios relacionados ao possível adoecimento. *Mais pensamentos*: "preciso conhecer alguém que me dê suporte afetivo", e estes pensamentos retroalimentam o sistema.

O PARAR a que nos referimos é um acrônimo que representa um exercício breve de meditação que treinamos, no qual:

P: pare – diante de uma situação estressante, proponha-se a parar e verificar o que está se passando com você, em vez de reagir automaticamente;
A: análise a situação – verifique as sensações em seu corpo, observando-as com curiosidade, percebendo seus pensamentos e emoções numa posição em perspectiva, como se você estivesse num platô;
R: respire (leve a atenção à sua respiração, acompanhando a inspiração e a expiração algumas vezes);
A: amplie – expanda sua consciência para incluir seu corpo como um todo e veja se consegue manter esta qualidade de percepção da experiência como um todo;
R: responda – em vez de reagir como normalmente faz, escolha a melhor maneira de cuidar de você diante desta situação.[21]

ALGUMAS CONSIDERAÇÕES FINAIS SOBRE A ANSIEDADE E A PANDEMIA NO BRASIL

O isolamento social, apesar de ter se tornado uma medida de proteção para muitos diante dos riscos de contaminação, certamente afetou muito a população, podendo ter representado um gatilho para diversas doenças mentais, somado ao medo da morte, da perda de entes queridos, da perda de emprego, da presença de doenças preexistentes, entre outros.[23,24]

O fato é que a deflagração da covid-19 trouxe à tona uma situação relativa à saúde mental, já crítica antes mesmo da pandemia. Um estudo de revisão publicado por pesquisadores da Organização Pan-Americana da Saúde (PAHO), no renomado periódico The Lancet, em janeiro de 2022, apresenta o quanto vem sendo negligenciada a saúde mental pelo poder público e alerta para o fato de que as doenças mentais e neurológicas e o abuso de substâncias representam 12% de todos os anos de vida ajustados por incapacidade. Estimou-se, para o ano de 2030, um custo global para a economia do planeta em torno de 16 trilhões de dólares,[25] no entanto os investimentos globais na área, atualmente, estão em torno de 2% do orçamento da saúde como um todo.[23]

O Brasil, considerado o país mais ansioso do mundo pela OMS,[24] atingiu índices alarmantes na pandemia, chegando a 61% para depressão e 44% em relação à ansiedade.[26] O que o estudo de revisão de Tausch et al.[23] ressaltou, no tocante às Américas, é que a falta de serviços de tratamento de qualidade, as disparidades sociais, o estigma que o doente mental ainda sofre, a falta de investimento no tratamento, a violência doméstica, a carência de profissionais de saúde mental, as doenças psiquiátricas preexistentes, o aumento do consumo de bebidas alcoólicas e, até mesmo, o agravamento das condições climáticas impactaram consideravelmente na saúde mental, em especial nos grupos mais vulneráveis, como aqueles em situação de pobreza, indígenas e afrodescendentes no período da pandemia.

O estudo transversal de Passos et al.[24] comparou o impacto da covid-19 na saúde mental de brasileiros e portugueses, entrevistando uma amostra de 550 pessoas naturais dos dois países, e demonstrou que a saúde mental já era negligenciada, por aqui, pelo poder público e que não havia sinais de que a população encontraria um sistema preparado para acolhê-la nesse sentido. A ausência de estratégias uniformes no combate à covid-19 nos levou ao epicentro da pandemia, em setembro de 2020, e tudo isso também pode ter contribuído para um cenário que favoreceu ainda mais o agravamento de sintomas psicológicos da população brasileira, apontou o estudo.

Outro estudo, envolvendo 482 adultos espalhados por 23 estados brasileiros, desenvolvido por pesquisadores de universidades brasileiras em parceria com universidades da Austrália e da China, investigou sobre os índices de prevalência e possíveis fatores preditores relacionados a esse cenário de depressão e ansiedade no Brasil, no período da eclosão da pandemia da covid-19, entre 9 e 20 de maio de 2020.[27] Na amostra, encontraram 70,3% dos adultos (n = 339) com sintomas de depressão e 67,2% (n = 320) com sintomas de ansiedade, sendo a incidência de sintomas graves de depressão em 22,8% e sintomas graves de ansiedade presentes em 17,2% da amostra. Zhang et al.[27] focaram em três tipos de preditores de saúde mental baseados na literatura preexistente:

fatores demográficos (gênero, idade, educação, número de filhos, ocupação), saúde e comportamentos relacionados (como fazer ou não atividade física, por exemplo, e a presença ou ausência de problemas crônicos de saúde), e fatores específicos relacionados à covid-19 (p. ex., a presença de sintomas de covid-19 e o acesso a informações sobre a pandemia pela internet, bem como o número de horas gastos na busca por tais informações).

Os resultados da regressão logística apontaram que, na amostra, os mais vulneráveis aos sintomas de ansiedade e de depressão foram: mulheres, adultos mais jovens, aqueles que tinham menos filhos, adultos que trabalhavam como empregados e adultos que passavam mais tempo navegando na internet em busca de informações. Identificou-se também que fazer atividade física foi um fator de proteção, apoiando a ideia de que esta pode ajudar no alívio de sintomas de depressão. Além disso, demonstrou-se que os níveis de ansiedade presentes em empregados eram mais elevados do que em desempregados ou autônomos, o que pode estar relacionado às drásticas mudanças que ocorreram no ambiente de trabalho.[27]

Os pesquisadores apontaram que esses dados podem contribuir, de forma preliminar, para a identificação de subpopulações mais vulneráveis diante de situações de crises semelhantes à da covid-19, a fim de que profissionais de saúde mental se atentem a elas e os órgãos públicos possam pensar em ações direcionadas.[27]

Nesse cenário, pensar em estratégias de enfrentamento para a situação da saúde mental no país demanda envolvimento do setor público, que segue ignorando dados de pesquisas e alertas dos órgãos mundiais. Em nosso país, existe uma parcela ínfima da população que tem acesso ao setor privado e recorreu a ele diante da crise que se instalou. A grande massa populacional necessita encontrar, no setor público, atendimento à sua demanda, assim como merece dispor de internet de qualidade que lhe permita acesso à telemedicina.

O editorial publicado pelo time da PAHO, citado anteriormente, ressalta que saúde mental não é somente essencial para a saúde física e para o bem-estar como um todo, mas que ela é um direito humano fundamental. Os países precisam priorizar essa questão e prover a população de serviços de qualidade, que possam atingir a maioria das pessoas, ligados à atenção primária à saúde, à educação, ao serviço social, assim como a outros serviços que dão suporte à sociedade, treinando seus profissionais para atuarem em situações de crise como essa que estamos vivendo. Mais do que isso, proporcionando, também, treinamento e supervisão contínuos que permitam disponibilizar recursos de saúde mental na rotina da assistência.[23]

Todas essas medidas poderão contribuir para a diminuição do estigma do adoecimento mental e para seu enfrentamento enquanto situação que tende a se agravar ainda mais, sendo já considerada como a pandemia do século XXI.[24] Pensar em ferramentas que habilitem profissionais de saúde de uma maneira geral (não somente especialistas) a atuarem em grupos, assim como melhorar o acesso da população à internet para receber atendimentos de telemedicina e psicoterapia *on-line*, são medidas apontadas para a ampliação do acesso ao tratamento, especialmente as abordagens psicossociais, tão importantes e recomendadas nestes casos.[23]

REFERÊNCIAS BIBLIOGRÁFICAS

1. SADOCK BJ, SADOCK VA, RUIZ P (ORGS.). *Compêndio de psiquiatria: ciência do comportamento e psiquiatria clínica*. 11. ed. Porto Alegre: Artmed, 2017.
2. LUCIANO AC, SAMPAIO TPA, RAMOS RT, BERNIK MA. Transtornos de ansiedade e transtorno de ansiedade generalizada. In: Miguel EC, Lafer B, Elkis H, Forlenza OV (orgs.). *Clínica Psiquiátrica: as grandes síndromes psiquiátricas*. Barueri: Manole, 2021. p. 373-92.
3. CÉNAT JM, BLAIS-ROCHETTE C, KOKOU-KPOLOU CK, NOORISHAD PG, MUKUNZI JN, MCINTEE SE et al. Prevalence of symptoms of depression, anxiety, insomnia, posttraumatic stress disorder, and psychological distress among populations affected by the COVID-19 pandemic: A systematic review and meta-analysis. *Psychiatry Res* 2021; 295:113599. Doi: 10.1016/j.psychres.2020.113599; acessado em 19 de maio de 2022.
4. COVID-19 MENTAL DISORDERS COLLABORATORS. Global prevalence and burden of depressive and anxiety disorders in 204 countries and territories in 2020 due to the COVID-19 pandemic. *The Lancet* 2021; 389 (10312): 1700-12. Disponível em: https://doi.org/10.1016/S0140-6736(21)02143-7; acessado em 20 de maio de 2022.
5. YUNITRI N, CHU H, KANG XL, JEN HJ, PIEN LC, TSAI HT et al. Global prevalence and associated risk factors of posttraumatic stress disorder during COVID-19 pandemic: A meta-analysis. *Int J Nurs Stud* 2022; 126: 104136. Doi: 10.1016/j.ijnurstu.2021.104136; acessado em 25 de maio de 2022.
6. SOUZA ASR, SOUZA GFA, SOUZA GA, CORDEIRO ALN, PRACIANO GAF, ALVES ACS et al. Factors associated with stress, anxiety, and depression during social distancing in Brazil. *Rev Saúde Pública* 2021; 55:1–15. Doi: 10.11606/s1518-8787.2021055003152; acessado em 25 de maio de 2022.
7. DAMIANO RF, CARUSO MJG, CINCOTO AV, ROCCA CCA, SERAFIM AP, BACCHI P et al. Post-COVID-19 psychiatric and cognitive morbidity: Preliminary findings from a Brazilian cohort study. *Gen Hosp Psychiatry* 2022; 75:38–45. Doi: 10.1016/j.genhosppsych.2022.01.002; acessado em 22 de maio de 2022.
8. SAREEN J. POSTTRAUMATIC STRESS DISORDER IN ADULTS: Epidemiology, pathophysiology, clinical manifestations, course, assessment, and diagnosis. *UpToDate* 2022. Disponível em: https://www.uptodate.com/contents/posttraumatic-stress-disorder-in-adults-epidemiology-pathophysiology-clinical-manifestations-course-assessment-and-diagnosis; acessado em 20 de maio de 2022.
9. PARKER AM, SRICHAROENCHAI T, RAPARLA S, SCHNECK KW, BIENVENU OJ, NEEDHAM DM. Posttraumatic stress disorder in critical illness survivors: a metaanalysis. *Crit Care Med* 2015; 43(5):1121-9. Doi: 10.1097/CCM.0000000000000882; acessado em 22 de maio de 2022.
10. ROY-BYRNE PP. PANIC DISORDER IN ADULTS: Epidemiology, clinical manifestations, and diagnosis. *UpToDate* 2022. Disponível em: https://www.uptodate.com/contents/panic-disorder-in-adults-epidemiology-clinical-manifestations-and-diagnosis; acessado em 22 de maio de 2022.

11. CRASKE M, BYSTRITSKY A. Generalized anxiety disorder in adults: management. *UpToDate* 2021. Disponível em: https://www.uptodate.com/contents/generalized-anxiety-disorder-in-adult-s-epidemiology-pathogenesis-clinical-manifestations-course-assessment-and-diagnosis; acessado em 20 de maio de 2022.
12. BANDELOW B, ZOHAR J, HOLLANDER E, KASPER S, MÖLLER HJ, WFSBP Task Force on Treatment Guidelines for Anxiety, Obsessive-Compulsive and Post-Traumatic Stress Disoders et al. World Federation of Societies of Biological Psychiatry (WFSBP) guidelines for the pharmacological treatment of anxiety, obsessive-compulsive and post-traumatic stress disorders - first revision. *World J Biol Psychiatry* 2008; 9(4):248-312. Doi: 10.1080/15622970802465807; acessado em 25 de maio de 2022.
13. BARLOW DH, CERNY JA. *Tratamento psicológico do pânico*. Porto Alegre: Artes Médicas Sul, 1999.
14. HOFMANN SG. *Lidando com a ansiedade: estratégias de TCC e mindfulness para superar o medo e a preocupação*. Porto Alegre: Artmed, 2022.
15. AMERICAN PSYCHIATRIC ASSOCIATION A. *Manual diagnóstico e estatístico de transtornos mentais: DSM-5*. 5.ed. Porto Alegre: Artmed; 2014.
16. BREWER J. *Desconstruindo a ansiedade: um guia para superar os maus hábitos que geram agitação, preocupação e medo*. Rio de Janeiro: Sextante, 2021.
17. HOFMANN SG, GÓMEZ AF. Mindfulness-based interventions for anxiety and depression. *Psychiatr Clin North Am* 2017; 40(4):739-49. Doi: 10.1016/j.psc.2017.08.008; acessado em 10 de junho de 2022.
18. BEHAN C. The benefits of meditation and *mindfuslness* practices during times of crisis such as COVID-19. *Ir J Psychol Med* 2020; 1-3. Doi: 10.1017/ipm.2020.38; acessado em 10 de junho de 2022.
19. NEUFELD CB, SZUPSZYNSKI KPDR (ORGS.). *Intervenções on-line e terapias cognitivo-comportamentais*. Porto Alegre: Artmed, 2022.
20. LOPES FM, BIZARRO L. Terapia de modificação do viés atencional. In: Melo WV (org.). *Estratégias psicoterápicas e a terceira onda em terapia cognitiva*. Novo Hamburgo: Sinopsys; 2014. p. 435–55.
21. BOWEN S, CHAWLA N, MARLATT GA. *Prevenção de recaída baseada em mindfulness para comportamentos aditivos: um guia para o clínico*. Rio de Janeiro: Cognitiva, 2015.
22. SEGAL ZV, WILLIAMS JMG, TEASDALE JD. *Mindfulness-based cognitive therapy for depression: A new approach to preventing relapse*. New York: Guilford Publications, 2013.
23. TAUSCH A, SOUZA RO, VICIANA CM, CAYETANO C, BARBOSA J, HENNIS AJ. Strengthening mental health responses to COVID-19 in the Americas: A health policy analysis and recommendations. *Lancet Reg Health – Am* 2022; 5. Doi: 10.1016/j.lana.2021.100118; acessado em 20 de maio de 2022.
24. PASSOS L, PRAZERES F, TEIXEIRA A, MARTINS C. Impact on Mental Health Due to COVID-19 Pandemic: Cross-Sectional Study in Portugal and Brazil. *Int J Environ Res Public Health* 2020; 17(18):E6794. Doi: 10.3390/ijerph17186794; acessado em 20 de maio de 2022.
25. DOBSON L. Mental illness will cost the world $16 USD trillion by 2030. *Psychiatr Times* 2021; 35(11). Disponível em: https://www.psychiatrictimes.com/view/mental-illness-will-cost-world-16-usd-trillion-2030; acessado em 25 de maio de 2022.
26. CAMPOS JADB, MARTINS BG, CAMPOS LA, MARÔCO J, SAADIQ RA, RUANO R. Early Psychological Impact of the COVID-19 Pandemic in Brazil: A National Survey. *J Clin Med* 2020; 9(9):E2976. Doi: 10.3390/jcm9092976; acessado em 19 de maio de 2022.
27. ZHANG SX, HUANG H, LI J, ANTONELLI-PONTI M, PAIVA SF, SILVA JA. Predictors of depression and anxiety symptoms in Brazil during COVID-19. *Int J Environ Res Public Health* 2021; 18(13):7026. Doi: 10.3390/ijerph18137026; acessado em 18 de maio de 2022.

02

Transtorno do humor: depressão

Ciro Blujus dos Santos Rohde

"...O que aprendemos em tempos de pestilência:
que há mais coisas para se admirar
no Ser Humano do que para desprezar."
(A Peste – Albert Camus)

INTRODUÇÃO

Depressão, ou transtorno depressivo maior, é um quadro caracterizado por tristeza, sensação de vazio, desesperança, sentimentos de culpa e desvalia, redução no prazer e interesse em atividades, prejuízo da atenção e da concentração, pensamentos de morte (com ou sem ideação suicida) e uma série de outros sintomas como fadiga, alterações do sono e do apetite.[1] Na região metropolitana de São Paulo, por exemplo, a prevalência de transtornos de humor depressivo estimada em 2012 foi de 11% da população geral.[2] Trata-se de uma das principais causas de afastamento do trabalho e traz prejuízos ao indivíduo acometido em diversos aspectos da vida, como relacionamentos, trabalho, estudo e lazer. Mesmo antes da pandemia de covid-19, o aumento global dos níveis de depressão já era motivo de preocupação.[1,2]

Em dezembro de 2019 foi anunciada a infecção de uma grande quantidade de pessoas por uma nova cepa de coronavírus na cidade de Wuhan, China, com alta capacidade de disseminação e elevado potencial de gravidade e morte. O vírus, denominado *severe acute respiratory syndrome coronavirus 2* (SARS-CoV-2), responsável pela doença chamada covid-19, rapidamente se espalhou para fora das fronteiras da China e, em 11 de março de 2020, a Organização Mundial da Saúde (OMS) anunciou uma pandemia. Essa situação despertou os mais diversos sentimentos nas pessoas, passando pela descrença, desconfiança, ansiedade e medo. No Brasil, para a população que assistia aos acontecimentos iniciais, tudo parecia muito distante, contudo, em 14 de abril de 2020 nosso país já registrava 23.955 casos confirmados e, em 19 de agosto do mesmo ano, já eram mais de 3 milhões de casos confirmados e mais de 100 mil óbitos causados pela doença.[3]

Em pouquíssimo tempo, a pandemia trouxe morte, sequelas, falências, perdas de emprego, insegurança, fome, entre outras consequências nas mais variadas esferas da existência humana. Nem todos lidaram com resiliência diante desse cenário. Nem todos tiveram o privilégio de lidar com resiliência. Este capítulo se propõe à análise das consequências da pandemia e do atual contexto social, econômico e sanitário de nosso país sobre a incidência de depressão em nossa população.

A PANDEMIA E O ISOLAMENTO

O SARS-CoV-2 tem como característica essencial uma facilidade muito grande de contágio e transmissão. Embora a proporção de pessoas com sintomas graves seja pequena, o contágio em massa facilmente incorreu em superlotação e esgotamento dos recursos hospitalares. Com os hospitais e, principalmente, unidades de tratamento intensivo (UTI) lotados, muitos infectados com sintomas graves ficaram sem assistência médica adequada, o que ocasionou uma situação dramática de desespero e desassistência. A fim de evitar ou, de tentar evitar esse tipo de situação, como tentativa urgente de conter a disseminação da doença, surge uma estratégia impopular: o isolamento social.[4]

Principal estratégia orientada pela OMS para conter o avanço da pandemia, o isolamento social, embora polêmico, foi rapidamente adotado por muitos países, inclusive o Brasil. Impedidas de circular, as pessoas se viram confinadas, afastadas do trabalho, da família, dos amigos e de suas atividades cotidianas. Apenas aqueles cujo ofício era considerado "essencial" podiam sair desse confinamento e, ainda assim, apenas para trabalhar.[3,4]

A drástica mudança de estilo de vida, por si só, é capaz de gerar níveis de estresse suficientes para desencadear um episódio depressivo. No contexto pandêmico, à mudança brusca somou-se o distanciamento social: a ausência física de entes queridos e pessoas do dia a dia com quem se pudesse interagir, conversar ou trocar. Se para conter o vírus basta todos ficarem em casa, por que na prática isso é tão difícil? O ser humano, criatura social por essência, apoia-se no relacionamento com grupos pequenos e grandes, de complexidade variável, a fim de garantir seu aprendizado cultural, a criação de filhos e, em última análise, para promover sua sobrevivência. Essa característica se aprimorou no processo de evolução humana e tem implicação profunda sobre o comportamento e a saúde mental.[5]

A ruptura das redes sociais de suporte provocada pelo isolamento social implica aumento do estresse e redução de renda e fertilidade. Há, ainda, impacto sobre o desenvolvimento neuropsicomotor das crianças e, para os adolescentes é notável o prejuízo do isolamento sobre o desenvolvimento sociocultural. Evidentemente, para cada indivíduo, um ou mais desses fatores, entre outros, terá maior impacto sobre sua rotina e sobre seus sonhos e desejos, influenciando, assim, o risco de desenvolvimento de um episódio depressivo. Além disso, não podemos nos esquecer daqueles que já haviam desenvolvido transtorno de humor anteriormente ao isolamento social e que, sob essa condição, tiveram seus sintomas agravados e apresentaram piora do prognóstico.[5,6,7]

Somado ao isolamento social, lembremo-nos do medo transbordante gerado pela pandemia. Medo de adoecer, medo de morrer, medo da morte de familiares, medo de perder a fonte de renda, entre tantos outros, descoloriram os dias do período pandêmico trazendo ansiedade e aflição a muitos. O medo prolongado promove estado de estresse sustentado que afeta diretamente o eixo hipotálamo-hipófise-adrenal, com influência negativa sobre a expressão e regulação de neurotransmissores como a serotonina e a noradrenalina, o que pode resultar no surgimento de sintomas depressivos.[1,7]

O isolamento social, a ansiedade e o medo relacionados à doença e ao crescente número de casos da pandemia, ainda que nem o indivíduo nem qualquer pessoa de sua rede social tivessem se contaminado com covid-19, foram suficientes para a promoção de episódios depressivos de intensidade variável.[7] O suporte econômico e social, bem como fatores da personalidade e capacidade de resiliência, podem ser determinantes para a proteção da saúde mental ou, ao contrário, para o desenvolvimento de transtornos psiquiátricos diversos, entre eles notadamente a depressão.

O TRAUMA, A MORTE E O LUTO

Uma vez infectado pelo coronavírus, o indivíduo pode apresentar desde quadro assintomático ou sintomas leves até condições graves com acometimento de múltiplos órgãos, em especial o sistema respiratório. Quadros graves demandam internação em UTIs e, muitas vezes, intubação orotraqueal. Ser submetido a um estado de doença grave, com risco de morte, em um ambiente insípido e barulhento, com o corpo invadido por agulhas, tubos, sondas e outros aparelhos médicos, facilmente acarreta traumas tanto para o infectado quanto para sua família. A incidência de transtorno de estresse pós-traumático (TEPT) após internação por covid-19 atinge cerca de 13,6% dos infectados,[8] transtorno este que frequentemente é acompanhado de episódios depressivos comórbidos.

Pela ótica do familiar, a internação de um ente querido em estado grave também é motivo de grande comoção. Por conta da facilidade de contágio, familiares são impedidos de visitar internados por covid, o que intensifica os sentimentos de ansiedade, medo e impotência. Ainda que o familiar sobreviva e fique bem, o estresse gerado por esse tipo de internação promove também estados alterados de humor deprimido. E a morte? Nem sempre anunciada, atingiu famílias com uma, duas e, eventualmente, mais perdas pela doença.[9]

Novamente, como proteção contra o contágio, velórios e sepultamentos foram realizados com poucos familiares, muitas vezes sem possibilidade de ver ou de se aproximar do ente querido que se foi. A ausência de despedida é um dos principais fatores para o desenvolvimento de luto patológico, outra comorbidade que caminha de mãos dadas com a depressão. Além do isolamento social, questões econômicas e o medo do contágio, o terror de adoecer ou de perder familiares de forma dramática e sem possibilidade adequada de despedida cria um cenário de insegurança e desesperança que pode ocasionar ou agravar episódios de depressão. O desenvolvimento de luto complicado, condição que tem a depressão como frequente comorbidade, atinge cerca de 30% daqueles que perderam um(a) companheiro(a), criança ou pais durante a pandemia.[9]

IMPACTO DA PANDEMIA DE COVID-19 SOBRE O TRANSTORNO DE HUMOR DEPRESSIVO

Uma revisão sistemática publicada na revista The Lancet[7] avaliou publicações entre os dias 01 de janeiro de 2020 e 29 de janeiro de 2021 a respeito de depressão e ansiedade em 204 países e territórios. Esse estudo identificou um aumento de cerca de 27% da incidência de depressão na população mundial durante o período. Os principais fatores relacionados ao aumento da incidência de depressão foram a redução da mobilidade humana (isolamento social) e o aumento das taxas de infecção por covid-19. As mulheres foram mais afetadas que os homens, assim como as pessoa mais jovens foram mais afetadas do que aquelas com idade avançada. As localidades mais afetadas pela pandemia foram, também, as que mais sofreram com o aumento de casos de ansiedade e depressão. Além dos fatores descritos, são ainda apontados como fatores de risco para o desenvolvimento de depressão a existência de histórico pessoal de transtornos psiquiátricos no passado e, também, o grau de inflamação sistêmica causado pela infecção. É interessante notar que esse último dado se refere ao acometimento inflamatório sistêmico, ou seja, de vários órgãos e aparelhos, mas não necessariamente à gravidade da infecção no que se refere ao risco de morte ou, por exemplo, necessidade de intubação.[10]

No Brasil, uma coorte[8] investigou a prevalência de depressão, ansiedade e TEPT de 6 a 9 meses após alta hospitalar de pessoas que foram internadas devido à infecção por covid-19. O estudo estima uma prevalência no país, anterior à pandemia, de 2,56% para depressão e 8,14% para ansiedade na população geral. Entre os 425 pacientes entrevistados, observou-se uma incidência de 8% de casos de depressão, 15,5% de ansiedade e 13,6% de TEPT, ou seja, houve um aumento de quase 4 vezes nos casos de depressão entre aqueles que tiveram covid-19 em comparação com a população geral. Em amostras internacionais, observou-se incidência de sintomas depressivos de cerca de 11% a 28% doze semanas após alta hospitalar; porém, entre estes, apenas 3% a 12% puderam ser clinicamente classificados como decorrentes de transtorno depressivo.[11] A mesma revisão aponta que após seis meses da alta hospitalar, observa-se presença de sintomas depressivos moderados em 27% dos hospitalizados e cerca de 5% com sintomas graves de depressão.

Importante também nos lembrarmos da síndrome pós-covid, que atinge cerca de 20% dos infectados até cinco semanas após a infecção, e que cerca de 10% dos infectados apresentam sintomas mesmo após doze semanas da infecção pelo coronavírus. A síndrome pós-covid apresenta sintomas físicos, como dores musculares e tosse, mas o principal sintoma é a fadiga crônica, que é acompanhada de insônia, ansiedade e sintomas depressivos. Além desses, observam-se ainda sintomas cognitivos que causam prejuízo e dificuldade de retorno do paciente às suas atividades regulares, tais como problemas de concentração e de memória.[12]

Por fim, observou-se aumento importante dos pensamentos de morte, ideação suicida e de suicídios relacionados ao período pandêmico. A ideação suicida no período atingiu níveis de cerca de 12,1%, sendo os principais fatores de risco o baixo suporte social, exaustão física e mental (especialmente entre trabalhadores da saúde da linha de frente do cuidado a pacientes contaminados pelo coronavírus), isolamento social, exaustão, sentimento de solidão, alterações do sono e comorbidades psiquiátricas, em especial a depressão.[13] O aumento de sintomas depressivos e ansiosos em trabalhadores da saúde, porém, não se restringe apenas aos trabalhadores da linha de frente, mas a todos os trabalhadores da saúde, pois, ainda que indiretamente, foram afetados em maior ou menor grau pela pandemia.[3]

ABORDAGEM DO PACIENTE COM DEPRESSÃO

Uma vez realizado o diagnóstico, é importante a instituição precoce de tratamento, a fim de prevenir complicações e piores prognósticos. O uso de medicamentos antidepressivos usualmente constitui a base do tratamento e a escolha do medicamento deve ser feita com base no perfil do paciente, seu histórico e principais sintomas apresentados. A psicoterapia, em suas muitas abordagens, pode ser a principal linha de tratamento em casos leves a moderados; em casos graves, normalmente compõe o tratamento em associação com outras terapias. Como tratamentos adjuvantes, as práticas integrativas e complementares, como o *mindfulness*, também têm seu papel. Em casos graves ou refratários, a eletroconvulsoterapia e a estimulação magnética transcraniana se apresentam como boas alternativas ao tratamento convencional. Da mesma forma, os medicamentos psicodélicos têm apresentado resultados promissores no tratamento desses pacientes.[1]

Ao abordar um paciente com depressão cuja história clínica se relacione com a pandemia de covid-19, é importante buscar entender o contexto em que a pandemia afeta o paciente, bem como questões econômicas e sociais. O contexto cultural do paciente deve ser explorado, identificando-se suas crenças e valores na construção de um plano de tratamento que faça sentido para ele. Assim, ao avaliar o paciente, é importante entender o quanto o isolamento social afetou sua rotina e o que isso significou para ele, como estão suas relações com sua família e amigos, se ele mesmo teve covid-19 e a gravidade e a extensão dos sintomas, se houve algum óbito de ente querido, se houve prejuízos financeiros ou outras formas de prejuízo que possam de alguma forma ter elevado o nível de estresse do paciente ou trazido frustrações para ele. Com essa construção, é possível compreender melhor os fatores relacionados à psicopatologia do indivíduo e elaborar, em parceria com o paciente, um plano de tratamento efetivo e que corresponda às suas necessidades.[3]

O MUNDO PÓS-PANDEMIA

A pandemia de covid-19 trouxe desafios enormes para toda a população mundial. Poucos foram aqueles que não tiveram sua rotina afetada: trabalho, estudos, relacionamentos – o estilo de vida de todas as pessoas foi, de alguma forma, afetado. O estresse gerado por tantas mudanças e preocupações afetou a saúde mental da população de forma expressiva, com aumento da incidência de condições graves como depressão, ansiedade, estresse pós-traumático e suicídio. A economia mundial ainda não se restabeleceu, e os prejuízos econômico-sociais ainda devem levar muito tempo para serem corrigidos. O impacto da pandemia sobre a saúde mental da população brasileira e de outros países, em longo prazo, ainda é desconhecido; no entanto, é sabido que pandemias e outras crises de saúde pública podem incorrer em prejuízos e dificuldades por muitos anos após o término da crise sanitária em si. Mudanças de paradigmas e de perspectiva de vida, bem como os traumas associados, podem afetar vidas inteiras.[14]

O surgimento das vacinas trouxe o alívio tão esperado e significativo controle sobre o SARS-CoV-2, mas a possibilidade de surgimento de novas cepas resistentes às vacinas existentes é uma realidade. Por outro lado, o início da aplicação das vacinas já trouxe benefícios à saúde mental dos vacinados, com redução estimada entre 9,5% e 28,7% dos sintomas de ansiedade e redução de 12,9% a 27,5% dos sintomas depressivos entre os vacinados. Entre os mais beneficiados pela vacina, no que se refere à saúde mental, estão pessoas de baixa renda, trabalhadores que não podem realizar suas tarefas profissionais de casa (*home-office*) e famílias que pagam aluguel de suas moradias.[15] Esses dados refletem novamente o quanto o isolamento social tem papel fundamental no agravamento dos sintomas depressivos e ansiosos relacionados à pandemia. Com o retorno às atividades laborais e sociais representando a retomada econômica e da rotina social, observa-se redução dos sintomas.

Outro fator de preocupação é o desenvolvimento das crianças afetadas pelo isolamento social e demais dificuldades trazidas pela pandemia. Uma coorte publicada em 2022 mostrou atraso no desenvolvimento neuropsicomotor de crianças nascidas durante a pandemia, em especial no que se refere ao desenvolvimento motor grosso e fino e a habilidades sociais e interpessoais. Esse impacto não teve relação com o contágio, pela mãe, por covid-19 durante a gestação. O impacto desse atraso sobre a saúde mental dessas crianças no futuro, bem como sobre a de seus cuidadores, ainda é incerto e deve ser observado.[6]

As mudanças de rotina impostas pela pandemia também devem ser notadas com atenção. Algumas mudanças, como o trabalho a distância, por exemplo, vieram para ficar. Manter o trabalhador em casa tem uma série de vantagens, como menos gastos com espaço físico, por parte da empresa, e, para o trabalhador, economia de tempo e dinheiro com locomoção, por exemplo. Contudo, é preciso lembrar do impacto que o distanciamento social trouxe para a saúde mental dos trabalhadores. Ainda que com eventuais questões e dificuldades, na maioria das vezes o ambiente de trabalho é um local de interação e convivência social, aspectos que são muito importantes. Além disso, com frequência, o trabalho de casa desrespeita limites de horário, atrapalhando momentos de descanso e lazer, invadindo a privacidade do trabalhador, aumentando assim os níveis de estresse e ansiedade que podem incorrer no desenvolvimento de quadro depressivo.[4,5,7]

Além do tratamento aos acometidos pelo transtorno depressivo, o que fazer para a prevenção de novos quadros? A pandemia trouxe ensinamentos importantes para a manutenção da boa saúde mental tanto dos trabalhadores da saúde quanto da população geral. Informação clara e de boa qualidade, fornecimento de materiais de proteção, suporte em saúde mental, suporte financeiro e construção de redes de apoio já se mostraram essenciais para a promoção de boa saúde mental em tempos de pandemia e outras crises de saúde pública.[3] Ao sair da situação pandêmica que trouxe tantos desafios, é necessária a reconstrução das redes de apoio e convívio social, bem como o restabelecimento de uma rotina saudável com boa alimentação, prática de exercícios físicos, trabalho digno, repouso e lazer. Políticas públicas de suporte financeiro e inclusão social, estudantil e laboral também são necessárias e eficazes na prevenção do desenvolvimento da depressão e outros transtornos psiquiátricos.[7,9,15]

CONSIDERAÇÕES FINAIS

A pandemia de covid-19 trouxe dificuldades sanitárias não somente do campo da infectologia, mas também para a saúde mental. Observou-se aumento importante da incidência de transtornos de ansiedade, depressão, estresse pós-traumático, luto patológico e suicídio com a instituição do isolamento social e o avanço das infecções e complicações causadas pela doença. A vacinação e o retorno às atividades regulares trouxeram alívio e redução da incidência de depressão e outros transtornos, mas os prejuízos, dificuldades e mudanças de estilo de vida impostos pela pandemia ainda podem afetar a população geral por tempo indefinido. Portanto, é necessário estarmos atentos aos sinais de alterações do humor que possam estar relacionadas ao período pandêmico.

A depressão é uma condição grave, que impacta diretamente a qualidade de vida do indivíduo, sua atividade laboral e relações interpessoais. Quando identificada, é importante a instituição rápida do tratamento, com medicamentos antidepressivos, psicoterapia, mudança de rotina e estilo de vida e todas as medidas que possam auxiliar o paciente a sentir-se melhor, evitando desfechos negativos como o isolamento social e o suicídio. Apesar de todo o impacto da pandemia e fragilidades de nosso sistema social, a cultura humana é capaz de impulsionar movimentos de resiliência e contingência, promovendo o cuidado do próximo e de nós mesmos. A pandemia se desenha como mais um desafio imposto à humanidade e que, como todos os outros do passado, também será superado.

REFERÊNCIAS BIBLIOGRÁFICAS

1. KRAUS C, KADRIU B, LANZENBERGER R, ZARATE JR CA, KASPER S. Prognosis and improved outcomes in major depression: a review. *Transl Psychiatry* 2019; 9: 127.
2. ANDRADE LH, WANG YP, ANDREONI S, SILVEIRA CM, ALEXANDRINO-SILVA C, SIU ER et al. Mental disorders in Megacities: Findings from the São Paulo megacity mental health survey, Brazil. *Plos One*, 2012; 7(2): e31879.
3. ROHDE CBS, DA SILVA MF, TAVARES H. Affective behavioral therapy (ABT): Fundamental practice in therapeutic listening and occupational therapy for primary care workers during the COVID-19 pandemic. *Malang Neurology*; no prelo.

4. DE MOURA AA, BASSOLI IR, DA SILVEIRA BV, DIEHL A, Dos Santos MA, Wagstaff C et al. Is social isolation during the COVID-19 pandemic a risk factor for depression? *Rev Bras Enferm* 2022; 75 (Suppl 1): e20210594.
5. ARNOT M, BRANDL E, CAMPBELL OLK, CHEN Y, DU J, DYBLE M et al. How evolutionary behavioural sciences can help us understand behaviour in a pandemic. *Evolution, Medicine, and Public Health* 2020; 1: 264-278.
6. SHUFFREY LC, FIRESTEIN MR, KYLE MH, FIELDS A, ALCANTARA C, AMSO D et al. Association of birth during the COVID-19 pandemic with neurodevelopmental status at 6 months in infants with and without in utero exposure to maternal SARS-CoV-2 infection. *JAMA Pediatr* 2022; 4: e215563.
7. COVID-19 MENTAL DISORDERS COLLABORATORS. Global prevalence and burden of depressive and anxiety disorders in 204 countries and territories in 2020 due to the COVID-19 pandemic. *Lancet* 2021; 398: 1700-12.
8. DAMIANO RF, CARUSO MJG, CINCOTO AV, ROCCA CCA, SERAFIM AP, Bacchi P et al. Post-COVID-19 psychiatric and cognitive morbidity: Preliminary findings from a Brazilian cohort study. *General Hospital Psychiatry* 2022; 75: 38-45.
9. TANG S, XIANG Z. Who suffered most after deaths due to COVID-19? Prevalence and correlates of prolonged grief disorder in COVID-19 related bereaved adults. *Global Health* 2021; 17(1): 19.
10. MAZZA MG, PALLADINI M, DE LORENZO R, MAGNAGHI C, POLETTI S, FURLAN R et al. Persistent psychopathology and neurocognitive impairment in COVID-19 survivors: effect of inflammatory biomarkers at three-month follow-up. *Brain Behav Immun* 2021; 94: 138-147.
11. RENAUD-CHAREST O, LUI LMW, ESKANDER S, CEBAN F, HO R, DI VINCENZO JD et al. Onset and frequency of depression in post-COVID-19 syndrome: A systematic review. *J Psychiatr Res* 2021; 144: 129-137.
12. CAROD-ARTAL FJ. Post-COVID-19 syndrome: epidemiology, diagnostic criteria and pathogenic mechanisms involved. *Rev Neurol* 2021; 72: 384-396.
13. FAROOQ S, TUNMORE J, ALI MW, AYUB M. Suicide, self-harm, and suicidal ideation during COVID-19: A systematic review. *Psychiatry Res* 2021; 306: 114228.
14. EGHIGIAN G. The Spanish flu pandemic and mental health: a historical perspective. *Psychiatric Times* 2020; 37(5):26.
15. AGRAWAL V, CANTOR JH, SOOD N, WHALEY CM. The impact of the COVID-19 vaccine distribution on mental health outcomes. *NBER Working Paper Series* 2021; Working Paper 29593.

03

Síndrome de *burnout*

Pedro Shiozawa

"Não é o trabalho, mas o saber trabalhar, que é o segredo do êxito no trabalho. Saber trabalhar quer dizer: não fazer um esforço inútil, persistir no esforço até ao fim, e saber reconstruir uma orientação quando se verificou que ela era, ou se tornou, errada."
(Fernando Pessoa)

ONTEM E HOJE

É impossível precisar a origem exata da síndrome de *burnout* (SB), assim como talvez seja virtualmente impossível precisar a origem de qualquer síndrome psiquiátrica. Que os sintomas sempre existiram, não há grandes dúvidas, mas a partir de quando nossa sensibilidade e atenção foram suficientes para perceber a ocorrência de um "novo" quadro clínico, isso já é outra história. Pensando sobre essa questão, em um artigo recente, Rajvinder Samra destaca os primórdios da percepção do *burnout* por volta dos anos de 1960 nos EUA.[1]

Na verdade, durante as décadas de 1960 e 1970, era relativamente comum o relato por parte de controladores de tráfego aéreo sobre ambientes de treinamento ruins, equipamentos inadequados, mudanças de turno e jornadas de trabalho inadequadas, além de fadiga, monotonia devido à automação e outros problemas. Nesse cenário, os erros humanos que levavam a acidentes aumentavam, o que levou a Administração Federal de Aviação americana, no ano de 1973, a encomendar à Escola de Medicina da Universidade de Boston um estudo de coorte prospectivo com controladores, o qual se desenvolveu ao longo de três anos e resultou em um relatório de mais de 650 páginas. Neste estudo foi identificado *burnout*, aumento da incidência de hipertensão e sinais de que os controladores desenvolveram outros problemas psiquiátricos ao longo do estudo. Estava documentada a primeira significativa evidência científica do impacto das relações de trabalho com o *burnout* e suas complicações imediatas.[2] No entanto, o relatório e suas descobertas foram amplamente esquecidos.

Na década de 1970, ao acompanhar as complexas relações de trabalho de sua época – como a essa que acabamos de mencionar – e a presença de sintomas emocionais relativamente constantes nos colaboradores, o psicólogo H.J. Freudenberg[3] descreveu uma síndrome caracterizada por uma tríade, a saber: sensação de estafa, distanciamento afetivo do trabalho e queda da performance laboral. Estava lançada a pedra fundamental da síndrome de *burnout*, um quadro controverso ainda hoje, mais de meio século depois.

Avançando algumas décadas, em janeiro de 2022, a Organização Mundial de Saúde (OMS) incluiu em seu Código Internacional de Doenças (CID-11) a síndrome de *burnout* (SB), um fenômeno ocupacional fruto do estresse crônico no ambiente de trabalho que não foi gerenciado de maneira satisfatória. Isso posto, faz-se necessário o destaque de quatro pontos fundamentais que traduzem a percepção mais moderna sobre a SB:

A. a inclusão da SB no capítulo de condições que influenciam o status de saúde (e não dentro do capítulo de transtornos mentais) reflete a concepção de que a SB é atualmente percebida mais como um processo capaz de imputar estresse e desregular a homeostase emocional dos trabalhadores do que como uma doença propriamente dita;
B. é feita referência à tríade clássica de sintomas já previamente destacados e caracterizados, como sensação de falta de energia, o aumento da distância emocional do serviço e negativismo relacionado com o trabalho e a redução da eficiência profissional;
C. destaca-se que deve ser limitado apenas ao ambiente de trabalho, ou seja, os sintomas não devem ser decorrentes nem aplicados a estressores relativos a outras áreas da vida que não o trabalho; e
D. para se proceder com o diagnóstico de SB devem-se afastar outros transtornos mentais (quadros de humor, transtornos ansiosos, transtornos relacionados ao estresse e transtorno de adaptação).

Diante disso, podemos perceber que, mais do que ter incluído em seu texto a SB, o CID-11 aborda o tema de maneira a trazer maior especificidade a um eventual diagnóstico em questão. Essa tendência é um esforço muito valioso, principalmente em tempos em que se estima que a prevalência de SB na população economicamente ativa seja da ordem de 35%, chegando a cifras de mais de 50%, dependendo da área de atuação profissional analisada.[4,5]

Mais e mais pessoas estão se sentindo cansadas e solitárias no trabalho. Um estudo recente evidenciou que em comparação com as duas últimas décadas, as pessoas têm duas vezes mais chances de relatar que estão sempre exaustas nos dias de hoje. Na verdade, perto de 50% das pessoas dizem que estão frequentemente ou sempre exaustas por causa do trabalho. Esse dado alarmante representa um aumento de 32% em relação a duas décadas atrás. Além disso, há uma correlação significativa entre sentir-se solitário e esgotado no trabalho: quanto mais as pessoas estão exaustas, mais solitárias elas se sentem.[6]

Ainda mais preocupantes têm sido as evidências entre a SB e a saúde física. Indivíduos com SB são 79% mais propensos a desenvolver sintomas físicos de estresse agudo do que controles saudáveis, como doença cardíaca coronária, distúrbios gastrointestinais, tensão muscular, hipertensão, episódios de gripes e resfriados, distúrbios do sono, entre outros. Do ponto de vista emocional, também tem sido descrito aumento da prevalência de depressão e ansiedade.[7,8]

OS QUATRO PILARES DO BURNOUT

Em relação aos sintomas inicialmente descritos e até hoje válidos, é importante que destaquemos de maneira mais detalhada a famosa tríade que compõe a síndrome. Em um primeiro momento temos a presença de estafa ou exaustão. Importante destacar que aos sintomas de estafa frequentemente se associam quadros complementares, como baixa imunidade, dores de cabeça recorrentes ou dores musculares e mudanças no apetite ou nos hábitos de sono. Adicionalmente a esse quadro físico, a SB cursa com cinismo (ou despersonalização), que representa uma dimensão motivacional e de distanciamento interpessoal do *burnout*. A despersonalização refere-se a uma resposta negativa, indiferente ou excessivamente distante a vários aspectos do trabalho; o cinismo refere-se à perda de um envolvimento emocional ou cognitivo com o trabalho. Trata-se daquele momento em que a mera referência ao ambiente de trabalho é suficiente para disparar uma resposta afetiva negativa por parte do colaborador. Por fim, há o componente de eficácia reduzida ou realização profissional diminuída. Refere-se a sentimentos de incompetência e falta de realização e produtividade no trabalho. Esse aspecto comportamental é um marcador importante principalmente para os gestores e times de recursos humanos. Os colaboradores começam a apresentar queda do desempenho e questões como o presenteísmo (forma de ausência em que o trabalhador se apresenta em seu posto de trabalho, mas é incapaz de se dedicar completamente às suas tarefas) e outros ruídos na equipe passam a ocorrer de maneira mais intensa.

A SB, apesar de apresentar em sua tríade clássica sintomas tipicamente presentes entre os acometidos, tem em sua gênese fatores muito mais individuais.

Cada um de nós pode apresentar a síndrome de maneira única em decorrência do comprometimento de quatro pilares distintos em maior ou menor grau. São eles:

A. demanda: que diz respeito à carga de trabalho, às condições que suportam a atividade profissional, à percepção final de competência e capacidade para a realização das entregas necessárias no ambiente de trabalho;
B. recompensa financeira: não apenas o salário, mas questões como os benefícios, a participação nos resultados da empresa e a percepção de recompensa global e retorno monetário. Aqui estão inseridos em parte os benefícios da empresa, o tipo de contratação e outras variáveis que se correlacionam com valor financeiro;
C. recompensa emocional: aqui temos um aspecto até há pouco tempo mais negligenciado. O reconhecimento das habilidades do colaborador, o incentivo à inovação, a tolerância ao erro não proposital, o investimento no ambiente de confiança e a segurança psicológica fazem parte deste pilar fundamental;
D. propósito: no cenário atual (pós) pandêmico, nunca antes foi tão evidente a questão da necessidade de alinhamento de propósito em nossa jornada profissional.[9] O alinhamento do propósito pessoal com a possibilidade de desenvolvimento profissional é crucial para a manutenção da saúde emocional.

Dessa maneira, o desalinhamento de qualquer um desses pilares estruturais pode levar ao aparecimento da SB. Assim, é fundamental que se compreenda a SB como um evento individual e único em sua gênese. O entendimento desses fatores geradores é a base para uma abordagem mais assertiva e eficiente contra o prejuízo imputado pela síndrome na vida de cada indivíduo. Tomemos como exemplo um colaborador de uma empresa de consultoria que, já muito satisfeito com sua remuneração e com o desenvolvimento profissional que teve até então, alcança um cargo de gerência. Há nítido reconhecimento por parte de seus pares, um importante incremento salarial e de benefícios e um adequado alinhamento com seus próprios valores e aspirações. No entanto, por questões logísticas de sua empresa, ele assume a responsabilidade por três diferentes áreas, com demandas crescentes. Suas metas passam a não ser alcançadas apesar de intensa dedicação e muitos esforços. Assim, esse nosso gerente recentemente promovido passa a se questionar: será que não teria as características necessárias para executar um cargo com o qual sempre sonhara? Será que outro caminho seria melhor? O que fazer?

Nesse quadro hipotético, seus resultados passam a não ser entregues de maneira adequada, o trabalho passa a lhe causar certa irritação e uma sensação de estafa contínua se faz presente. É nesse momento que a alta liderança sensibilizada poderia se aproximar do seu novo gerente e analisar o que está acontecendo. De maneira objetiva, poderíamos perceber que o quadro repousa sobre um momento de altas demandas. Conceder aumento salarial e aumentar o reforço emocional são providências que teriam pouco impacto no quadro de nosso personagem. A redução da demanda com estratégias simples como a definição mais razoável de metas, a organização do processo produtivo ou mesmo a flexibilização da jornada seriam algumas das medidas de impacto positivo para esse gerente.

É importante perceber que apesar de se tratar de um quadro típico de SB, é fundamental que se reconheçam quais os pilares em desalinho. Investir no pilar errado é tão perigoso quanto não lidar com o quadro de maneira nenhuma. Em consonância com essa reflexão, uma publicação recente da *Harvard Business Review* destacou a importância de endereçarmos a SB de maneira individualizada e assim sintetizou brilhantemente que "seu *burnout* é único, seu tratamento também será".[10]

O PAPEL DA EMPRESA

Qualquer tipo de mudança começa de dentro para fora. Se quisermos modificar algo em nossas vidas será necessário primeiro adaptar o nosso *mindset*. A melhor maneira de revisitarmos nossa forma de pensar, a fim de mudar a perspectiva que temos das situações e nossa forma de agir diante delas, é modificar a estrutura sobre a qual repousa nossa habilidade de tomar decisões. Com isso em mente, é crucial que se compreenda que a saúde emocional não pode ser abordada apenas dentro das práticas e programas de bem-estar das empresas, mas sim como parte integrante da estratégia dos negócios.

Dessa maneira, programas de saúde mental numa empresa não podem consistir apenas em ações finitas em si mesmas, mas sim representar uma real modificação do *mindset* empresarial sobre o tema da saúde mental. Estratégias de promoção de saúde e prevenção de adoecimento devem ser a consequência de uma real e genuína preocupação da empresa sobre a questão. É o próprio ambiente que deve estar diferente de modo a se tornar um campo fértil para a multiplicação de resultados positivos.

Para a implementação de um *mindset* válido, é necessário pensar em alguns pontos-chave. Em primeiro lugar, a intenção de mudança deve ser algo em real consonância com os valores da empresa em questão, de modo a não haver atritos entre as modificações sugeridas e a maneira de agir, os valores e as crenças do ambiente de trabalho. Em segundo lugar, deve haver o empoderamento das lideranças e uma capacitação efetiva para que se mantenha o foco nas atividades necessárias para implementação de novos projetos e para a revisitação de antigos processos. E mais: a revalorização de alguns aspectos do trabalho, como estratégias mais focadas nas pessoas, o desenvolvimento de um ambiente mais harmonioso e convidativo para o debate de problemas de saúde e a flexibilização de rotinas de trabalho em casos necessários são fundamentais para a implementação desse novo *mindset*. Durante o processo é também fundamental que se multiplique e se esclareça o entendimento da nova postura direcionada à saúde mental enquanto valor fundamental na empresa a ser partilhado por todos. Ações individuais e coletivas devem ser estimuladas em alinhamento com o tema da mudança do modo de pensar na saúde mental. Eventuais intervenções ou projetos frustrados não devem desencorajar a mudança do ambiente que se está desenvolvendo e é importante que se mantenha o foco no porquê da necessidade dessa mudança.

É válido destacar que aspectos sociais da produtividade no local de trabalho são fundamentais para a questão da SB. Elton Mayo, fundador da escola da teoria das relações humanas na administração, em seu estudo clássico sobre o efeito Hawthorne destacou que o local de trabalho é um sistema social que consiste em partes interdependentes. Sua equipe teorizou que as habilidades e talentos que um indivíduo traz para o trabalho não são os únicos preditores de desempenho, mas também a relação entre os membros da equipe e seu supervisor tem uma influência significativa no desempenho da equipe. A equipe de pesquisadores de Mayo concluiu que aumentos na produtividade podem ser atribuídos a fatores como fazer parte de uma equipe coesa e ter um supervisor compreensivo. Eles descobriram que o dinheiro e as condições de trabalho são um incentivo menor do que as recompensas sociais e destacaram ainda alguns exemplos desse reconhecimento, como ser notado pelo supervisor, sentir-se parte de um grupo e estar envolvido na tomada de decisões.[11] Essa percepção foi progressivamente elaborada nas décadas subsequentes, mas ainda hoje, ao pensarmos no papel da empresa no que diz respeito à criação de um ambiente emocionalmente saudável, destacamos como pedra fundamental desse processo colocar as pessoas no centro, como parte indissociável da estratégia de um bom negócio.

Dessa forma, de maneira objetiva, o tema do *burnout* no mundo corporativo tem se apoiado na adoção de programas robustos com ênfase em saúde emocional. Destacamos quatro pontos-chave desse processo nos dias de hoje:

A. o entendimento da saúde emocional como uma estratégia da empresa: o que acaba por definir um conjunto de ações por parte dos times de recursos humanos e gestão de pessoas com ênfase no bem-estar dos colaboradores. Trata-se de colocar as pessoas no centro das decisões;

B. a adoção de programas de saúde: por meio de frentes com foco em promoção de saúde e prevenção, capacitação dos times de saúde ocupacional, suporte psicológico, nutricional e mentorias. O foco em promoção de saúde deixa de ser apenas um programa de benefícios e passa a compor um eixo estratégico com foco em treinamento, capacitação e desenvolvimento de um ambiente de confiança nas equipes;
C. consultorias especializadas: é fundamental o rastreio, isto é, a identificação de riscos em saúde emocional, para direcionar as estratégias para os diferentes times, bem como a capacitação de lideranças e colaboradores sobre o tema de segurança psicológica e bem-estar emocional. Esse processo deve ser pautado em grupos com robustez científica e metodologia apropriada de modo a impactar de maneira efetiva o processo consultivo;
D. *feedbacks* com foco no indivíduo: a ênfase em devolutivas semiestruturadas por parte da gestão em relação a seus colaboradores, de modo sistematizado e periódico, é crucial para a autorreflexão, revisitação de metas e definição de objetivos de curto, médio e longo prazos. Práticas como escuta ativa e comunicação clara têm ganhado papel primordial no processo de *feedback* semiestruturado com foco em saúde emocional.

O PAPEL DE CADA UM DE NÓS

Quando pensamos no tratamento de qualquer condição psiquiátrica, sempre vale ressaltar que a melhor estratégia terapêutica ainda é a prevenção. Com a SB, não é diferente: a adoção de medidas de promoção de saúde e bem-estar tem um papel fundamental na prevenção dos sintomas de *burnout*. Recentemente, um grau crescente de atenção tem sido direcionado para práticas que devem ser adotadas de modo rotineiro como estratégia para promoção de saúde mental. Vale destacar nesse sentido a necessidade de se ancorar tais práticas em evidências científicas robustas, a fim de que se alcancem resultados efetivos.

Um primeiro ponto diz respeito à criatividade. A adoção de hobbies em nosso dia a dia é uma maneira valiosa de promover o desenvolvimento da criatividade, independentemente do *hobby* em si. O estímulo continuado de processos cognitivos por intermédio de práticas recreativas, como aprender um instrumento musical, uma nova habilidade de artesanato ou mesmo um novo esporte, é uma estratégia certeira contra os estressores diários.[12]

Um segundo pilar apontado pela neurociência atual como protetor contra a sobrecarga de estressores é o fortalecimento de nossa rede de relacionamentos. Durante o cenário de pandemia que recentemente enfrentamos globalmente, a presença de ferramentas tecnológicas para facilitar a comunicação entre as pessoas foi fundamental. Mas há que se ter cuidado: um estudo recente concluiu que usuários do Facebook tendem a perceber os outros como mais felizes e a descrever a sensação de que "a vida não é justa" mais do que aqueles que não utilizam a rede social. Assim, perceber os outros como mais felizes e bem-sucedidos pode funcionar como um agente estressor e um gatilho para transtornos mentais como depressão. Dessa maneira, ao ressaltar a importância do fortalecimento de nossos relacionamentos interpessoais enquanto fator de proteção psíquica, devemos destacar o investimento nas relações que realmente existam no plano real e não aquelas baseadas em pseudo-relações virtuais.[13]

Outro pilar emocional útil para o desenvolvimento em nossa rotina é a revisitação de nossos propósitos. Diferentes estudos têm apontado a presença de propósito na vida como um fator protetor contra o adoecimento mental.[14] Vale destacar que o propósito individual é algo dinâmico e que deve, portanto, ser continuamente revisitado. Assim, é fundamental que, para além do ambiente corporativo, possamos nos analisar quanto aos próprios objetivos, metas e motivadores. O alinhamento desses fatores com um ambiente emocionalmente saudável é o que devemos buscar em nosso caminho profissional.

Finalmente, um último pilar sobre fatores protetores contra o *burnout* repousa sobre a necessidade que cada indivíduo tem em sua vida de incorporar rotinas saudáveis que incluam atividade física, higiene do sono e gerenciamento do tempo. Essas práticas, já antigas conhecidas, dificilmente são integradas de maneira continuada em nossa jornada. A adoção de hábitos saudáveis, o controle adequado do tempo e a atenção focada – evitando-se, por exemplo, *multitasking* – são algumas das recomendações com evidência comprovada para a prevenção de SB. Por exemplo, uma boa higiene do sono com horários regrados, a redução do uso de estimulantes e o controle de questões ambientais compõem uma intervenção simples e eficiente. Na verdade, a alteração da qualidade do sono tem sido apontada como um fator preditor da SB.[15]

CONSIDERAÇÕES FINAIS

A SB tem ganhado espaço na rotina de trabalho das diferentes áreas profissionais. Seu desenvolvimento decorre do desequilíbrio de pilares estruturais que devem ser continuamente revisitados por cada um de nós. O tratamento da SB é estruturado sobre a revisão de nossos hábitos, de nosso propósito e de nossas recompensas. Essa complexa síndrome, apesar de relacionada com piora da morbidade mental e física das pessoas por ela acometidas, pode ser prevenida de maneira efetiva mediante a adoção de estratégias relativamente simples ancoradas em práticas de bem-estar e equilíbrio entre a vida pessoal e a profissional.[1]

REFERÊNCIAS BIBLIOGRÁFICAS

1. SAMRA R. *Brief history of burnout. BMJ* 2018; 363:k5268.
2. FREUDENBERGER HJ. Staff burn-out. *J Soc Issues* 1974; 30:159-65.
3. ROSE RM, JENKINS CD, HURST MW. *Air trafic controller: A prospective investigation of physical, psychological, and work-related changes.* Levin MA, ed. Boston University School of Medicine. Boston, 1978.
4. AHOLA K, HONKONEN T, ISOMETSÄ E, KALIMO R, NYKYRI E, KOSKINEN S et al. Burnout in the general population. Results from the Finnish Health 2000 Study. *Soc Psychiatry Psychiatr Epidemiol* 2006; Jan; 41(1):11-7.
5. MOUKARZEL A, MICHELET P, DURAND AC, SEBBANE M, BOURGEOIS S, MARKARIAN T et al. Burnout syndrome among emergency department staff: prevalence and associated factors. *Biomed Res Int* 2019; Jan 21; 2019:6462472.
6. KING M, SEPPALA E. Burnout at work isn't just about exhaustion. It's also about loneliness. *Harvard Business Review* 2017.
7. UMEHARA K, , OHYA Y, KAWAKAMI N, TSUTSUMI A, FUJIMURA M. Association of work-related factors with psychosocial job stressors and psychosomatic symptoms among Japanese pediatricians. *Journal of Occupational Health* 2007; 49(6):467-481.
8. TOKER S, MELAMED S, BERLINER S, ZELTSER D, SHAPIRA I. Burnout and risk of coronary heart disease: A prospective study of 8838 employees. *Psychosomatic Medicine* 2012; 74(8):840-847. doi: 10.1097/PSY.0b013e31826c3174
9. JONES-SCHENK J. Burnout 3.0. *J Contin Educ Nurs* 2019 Aug 1;50(8):345-346. doi: 10.3928/00220124-20190717-03. PMID: 31356670
10. HENG TY, SCHABRAM K. Your burnout is unique. Your recovery will be, too. *HBR* 2021.
11. Mayo E. *The human problems of an industrial civilization.* New York: The Macmillan Company, 1933.
12. AHMAD A. Managing physician fatigue. *Gastrointest Endosc Clin N Am* 2021; Oct;31(4):641-653. doi: 10.1016/j.giec.2021.05.002. Epub 2021 Jul 20. PMID: 34538405
13. AKBARI M, SEYDAVI M, PALMIERI S, MANSUETO G, CASELLI G, SPADA MM. Fear of missing out (FoMO) and internet use: A comprehensive systematic review and meta-analysis. *J Behav Addict* 2021; Dec 17;10(4):879-900. doi: 10.1556/2006.2021.00083. Epub ahead of print. PMID: 34935633; PMCID: PMC8987430
14. HAZELTON, M., INDER, K. Meaning in life and meaning of life in mental health care: an integrative literature review. *Issues in Mental Health Nursing* 2016; 1-13. doi:10.1080/01612840.2016.1253804
15. SÖDERSTRÖM M, JEDING K, EKSTEDT M, PERSKI A, AKERSTEDT T: Insufficient sleep predicts clinical burnout. *J Occup Health Psychol* 2012, 17:175-83. 10.1037/a0027518

04

Alcoolismo

Alessandra Diehl
Sandra Cristina Pillon

"Dificuldades preparam pessoas comuns para destinos extraordinários"
(Clive Staples Lewis)

A PANDEMIA DA COVID-19 E A SAÚDE MENTAL

A nova doença do coronavírus (covid-19) apareceu inicialmente em Wuhan, província de Hubei, China, em dezembro de 2019, evoluiu rapidamente para uma pandemia e se disseminou mundialmente gerando grande impacto econômico e social, principalmente na saúde pública.[1] Além disso, toda a população mundial vem sendo colocada à prova com imensos desafios e necessidades de transformações sociais para a humanidade, uma vez que o coronavírus se tornou o "inimigo público número um", potencialmente mais poderoso que o terrorismo. Para evitar a sobrecarga dos sistemas de saúde e retardar a disseminação do vírus, vários países implementaram medidas de restrição social, que foram desde o fechamento de escolas, estabelecimentos comerciais e restrições de atendimento ao público em serviços de saúde, até as quarentenas locais e nacionais.[2]

A pandemia da covid-19 resultou em grandes rupturas sociais e econômicas na vida cotidiana das pessoas. Em razão da emergência gerada pela crise abrupta da pandemia e a amplitude com que ela se disseminou pelo planeta, o modo de vida em sociedade foi radicalmente afetado e isso desencadeou fortes impactos na saúde mental de muitas pessoas nos diversos países.[3] Todo esse contexto coloca em grande risco os pilares da cooperação internacional e da governança para a Agenda 2030 do Desenvolvimento Sustentável da Organização das Nações Unidas (ONU), mais especificamente, a saúde mental global, a qual está seriamente ameaçada em um mundo que parece muito mais vulnerável.[3,4]

Especialistas de vários lugares do mundo têm sinalizado que as prevalências de transtornos mentais e adoecimento psíquico, que já são suficientemente elevadas, irão aumentar de forma significativa durante a pandemia e no pós-pandemia.[3,4] Com o aumento da vulnerabilidade, agravada pelo incremento das taxas de morbimortalidade e potencializada pela imprevisibilidade do curso do pós-pandemia da covid-19, espera-se uma exacerbação do sofrimento psicológico já bem demonstrado em estudos preliminares sobre o tema. Além do aumento da prevalência dos transtornos mentais, no contexto da saúde mental pode-se prognosticar o agravamento de quadros psiquiátricos e o aumento dos problemas relacionados ao consumo de álcool preexistentes.[1,2,5]

A PANDEMIA E O CONSUMO DE ÁLCOOL

Apesar de trazer uma sensação de relaxamento, o consumo de bebidas alcoólicas possui um efeito colateral: pode agravar os quadros de depressão e ansiedade – principalmente nos tempos de isolamento social e com tantas incertezas que se tinha sobre quando seria a "minha vez de receber a vacina" ou se "vou conseguir manter meu emprego" ou ainda se "as crianças vão voltar para escola ou não".[6,7]

Algumas pessoas recorreram ao consumo de álcool para lidar com o estresse durante a pandemia, o que pode ter aumentado o risco de que seguissem mantendo um consumo excessivo de álcool e os danos relacionados. A pandemia da covid-19 teve um impacto considerável no consumo de álcool nos diversos continentes,[1,8] com aumento de emergências relacionadas a esse consumo, mudanças nos padrões de uso de álcool, bem como um potencial incremento na prevalência de consumo nocivo de álcool e do transtorno por uso dessa substância, sintomas de abstinência, aumento do risco de contrair covid-19, efeito nas políticas e vendas de álcool e efeitos negativos em grupos vulneráveis, tais como mulheres e portadores de transtornos psiquiátricos prévios. Daí justifica-se a importância de pesquisas para identificar quais fatores que são relevantes para este beber motivado como forma de enfrentamento durante essa circunstância extraordinária e, por conseguinte, possibilitar aos clínicos, terapeutas e gestores de políticas públicas traçar formas de intervenções.[4,5]

Além disso, sabe-se que o alcoolismo está entre as principais causas de incapacidade em todo o mundo, inclusive nos países de baixa e média renda – locais em que há uma precariedade de investimento para suportar os encargos destinados à saúde mental nos sistemas públicos de saúde. Antes da pandemia de covid-19, cerca de 20% da carga global de doença era atribuída às doenças mentais. Os fatores que contribuem para o tamanho dessa carga global atribuída ao alcoolismo, por exemplo, incluem as desigualdades sociais e econômicas, a pobreza, o desemprego, a insegurança alimentar, o estigma, os diversos fatores sociais, quarentena, distanciamento físico e sedentarismo, todos esses fatores que também tendem a potencializar o risco de recaída em indivíduos já portadores de alcoolismo.[6]

Lições aprendidas pelas tragédias passadas mostraram que as implicações para a saúde mental podem durar mais tempo e ter maior prevalência do que a própria pandemia e que os impactos psicossociais e econômicos podem ser imensos se considerar sua capilaridade em diferentes contextos. Daí a importância de se preparar para as consequências futuras de problemas de saúde mental e contribuir com apoio psicológico, social e ocupacional imediato para suas populações adultas. É essencial entender e responder à situação atual, intervir precocemente e evitar maiores repercussões da pandemia.[6]

Globalmente, apenas uma minoria de indivíduos com transtorno mental, como o alcoolismo por exemplo, recebe qualquer tratamento e a cobertura de intervenções que previnem os efeitos associados é ainda mais baixa. Da mesma forma, a cobertura de intervenções para prevenir os transtornos mentais, ou ainda, a promoção de saúde mental e bem-estar mental, são ainda mais insignificantes.[2]

É improvável que o tratamento e a prevenção por si só façam uma diferença significativa na redução da carga de problemas relacionados ao consumo de álcool. Por essa razão é que iniciativas de promoção da saúde mental, principalmente neste momento em que a humanidade vai vivenciar o pós-pandemia, também vêm sendo vigorosamente defendidas e recomendadas.[2,5]

Este capítulo tem por objetivos discutir alguns aspectos importantes relacionados ao alcoolismo e o advento da pandemia da covid-19 com possibilidades de intervenção e atenção diante de novos fenômenos.

PREVALÊNCIA DO AUMENTO DO CONSUMO DE ÁLCOOL ENTRE OS BRASILEIROS DURANTE A PANDEMIA: UMA PANDEMIA DENTRO DE OUTRA PANDEMIA?

Pesquisa conduzida por Malta et al. com uma amostra de n= 45,161 pessoas para avaliar mudanças no estilo de vida dos brasileiros durante a pandemia mostrou que houve um aumento de 17,6% de consumo de álcool na amostra avaliada, com o maior aumento do consumo de álcool observado entre os adultos jovens (24,6% entre pessoas de 30 a 39 anos), porém com um notável aumento também na população sênior (11,4% entre pessoas acima de 60 anos), os quais habitualmente possuem maior vulnerabilidade para evolução com complicações clínicas mais graves uma vez tenham adquirido o vírus da covid-19.[7]

Outra pesquisa interessante foi realizada pela Organização Pan-Americana de Saúde (OPAS) durante a pandemia, em 2020, que mostrou um retrato do aumento do consumo em países da América Latina e Caribe, envolvendo 12.328 pessoas acima de 18 anos. Os resultados mostraram que 11,2% tiveram um aumento da frequência do beber pesado episódico quando comparado ao período pré-pandemia. O beber pesado episódico foi definido como consumir mais de 60 gramas de álcool puro (cerca de cinco doses de bebidas alcoólicas padrão) em pelo menos uma ocasião durante os últimos 30 dias.

Um dado interessante, contudo, é que o consumo de álcool no Brasil, quando comparado ao de outros países da Europa, teve um aumento abaixo da média mundial, conforme mostrou a pesquisa do *Global Drug Survey* (GDS). A média mundial teve um aumento de 13,5% e o Brasil registrou um aumento de 13,1%. Países como Irlanda, Nova Zelândia e Reino Unido tiveram aumentos que variaram bem acima da média mundial.[8]

UMA LENTE DE AUMENTO PARA O CONSUMO DE ÁLCOOL ENTRE AS MULHERES

Nas últimas décadas, tem-se observado um padrão epidemiológico que vem sinalizando um aumento do consumo de álcool entre as mulheres em vários lugares ao redor do mundo, mesmo antes da pandemia da covid-19. Nos Estados Unidos (EUA), por exemplo, os dados do National Survey on Drug Use and Health (NSDUH)[9] de 2019 mostram que três em cada quatro mulheres faziam o uso de álcool naquele ano. No Brasil, por sua vez, 17% das mulheres adultas afirmaram ter bebido uma vez ou mais por semana, em 2019. O índice é de 4,1 pontos percentuais maior do que em 2013 (12,9%), segundo dados do Programa Nacional de Saúde (PNS) de 2019.[10]

Os Levantamentos Nacionais de Álcool e outras Drogas (LENAD II e II de 2006 e 2012) já sinalizavam um aumento mais significativo do consumo de álcool entre as mulheres, que foi de 29% em 2006 para 39% em 2012. Nesses levantamentos, procurou-se identificar o beber em "*binge*" que é considerado um indicador de beber nocivo, em que o indivíduo ingere grandes quantidades de álcool (4 unidades de álcool para mulheres e 5 unidades para homens) em um curto período (2 horas). Observa-se que entre 2006 e 2012 houve um aumento significativo dessa forma de consumo, com um aumento maior observado no sexo feminino: de 36% para 49%.[11] Mais recentemente, em 2019, uma pesquisa do Vigitel mostrou que o consumo de álcool num padrão nocivo (pré-dependência) em mulheres aumentou de forma mais expressiva entre as mulheres jovens de 18 a 24 anos.[12]

Estudo *on-line* do Qualtrics Panels, desenvolvido com 754 participantes norte-americanos (50% mulheres), destacou que o sofrimento psicológico relacionado à pandemia de covid-19 esteve relacionado de maneira consistente aos índices de uso de álcool, e os resultados de moderação indicaram que esse padrão foi significativo apenas entre as mulheres para o número de bebidas consumidas durante a última ocasião de consumo mais pesado e o número de bebidas consumidas em uma noite típica.[13]

Na Austrália, por exemplo, a pandemia impactou negativamente nas mulheres, mas não de maneira uniforme, pois variou de acordo com a classe social e a idade. Mulheres de meia-idade e com condição social emergente foram as mais afetadas. Isso certamente tem importantes implicações para a formulação de políticas públicas em cada localidade no pós-pandemia.[14]

Diante dessa constatação, surge a necessidade de criar e ampliar espaços de trocas e cuidados com mais acolhimento, menos preconceito e mais sororidade. O tratamento eficaz deve incorporar abordagens que ajudem a reconhecer as diferenças entre sexo e gênero, compreender os tipos de traumas que as mulheres muitas vezes enfrentam, fornecer suporte adicional para mulheres com necessidades de cuidados à sua prole e usar abordagens baseadas em evidências para o tratamento de mulheres grávidas.[14]

Além dos dispositivos de saúde formais da chamada Rede de Atenção Psicossocial (RAPS) em álcool e outras drogas, os movimentos sociais feministas e os grupos de mútua ajuda já estão tendo progressivamente um olhar para questões de gênero e as pautas feministas emergiram nesse contexto. Em 2020, por exemplo, foi iniciado um perfil no Instagram (@alcoolismo_feminino) para falar sobre Alcoolismo Feminino e acolher mulheres com essa condição. As idealizadoras entenderam como missão a atração de mulheres em sofrimento pelo uso nocivo do álcool e o incentivo à perda da vergonha e do medo de procurar ajuda. Vivências e sentimentos em comum são evidentes e, à medida em que se identificam umas com as outras, tornam-se parte de um coletivo e um grupo com identidade que cada vez mais ganha forma e força. Como parte da iniciativa, tem se consolidado um grupo virtual de conversas, em que confiança e ajuda são imperativos, com corpo de voluntárias composto em sua maioria por alcoolistas em recuperação de longo prazo ou recém-iniciadas (e dedicadas) nesse processo de recuperação.

Todos esses argumentos parecem justificar a importância de se entender o estigma social e as diferenças do tratamento entre homens e mulheres dependentes de álcool. Os problemas de abuso de álcool relacionados ao gênero estão não apenas nas diferenças biológicas, mas também em fatores sociais, culturais e ambientais, os quais podem influenciar a apresentação clínica, as consequências do uso e as abordagens de tratamento, de prevenção e das políticas públicas voltadas às especificidades das mulheres.[9,13,14] Trata-se de uma chamada para ações bem planejadas no contexto da saúde pública que considerem, sobretudo, as questões relativas ao gênero.[13,14]

O IMPACTO DA PANDEMIA DA COVID-19 NO CONSUMO DE ÁLCOOL: NOVOS E VELHOS DESAFIOS PARA AS EQUIPES DE SAÚDE MENTAL

Estudo ecológico de séries temporais analisou as consultas de saúde mental antes e durante a pandemia (2016 e 2020) por meio de um banco de dados do governo brasileiro e mostrou que, em relação ao esperado, entre março e agosto de 2020, foram observadas cerca de 28% menos consultas ambulatoriais em saúde mental, totalizando 471.448 indivíduos com atendimento suspenso. As consultas em grupo e as hospitalizações psiquiátricas também foram severamente afetadas pela pandemia (redução de 68% e 33%, respectivamente). Por outro lado, as consultas de emergência em saúde mental e o atendimento domiciliar aumentaram nesse período (36% e 52%, respectivamente). As internações psiquiátricas por transtornos mentais e suicídio reduziram em 10% no período avaliado. Já as internações por transtornos relacionados ao uso de substâncias reduziram 23%.[2]

RECOMENDAÇÕES EM RELAÇÃO AO TRATAMENTO DO ALCOOLISMO

As evidências disponíveis têm sugerido que o consumo de álcool aumentou durante a pandemia da covid-19.[1,5,7,8] Além disso, têm mostrado que para pessoas com alcoolismo atual e remitido, a pandemia e o pós-pandemia da covid-19 tenderam a aumentar o risco de exacerbação e recaída dos sintomas por meio de estressores adicionais e acesso reduzido aos serviços. Os achados reforçam a importância de fornecer suporte para o tratamento e recuperação das pessoas com problemas relacionados ao uso de álcool, uma vez que o alcoolismo deve ser considerado uma condição que potencializa o risco de resultados adversos, impulsionados por fatores sociais e econômicos do pós-pandemia que colocam certos grupos em maiores riscos para os problemas com álcool.[13,14,15]

Em resposta ao período de confinamento, muitos grupos de mútua ajuda e organizações comunitárias de recuperação aumentaram o acesso a reuniões de suporte de recuperação na forma *on-line*. Na ausência de estudos rigorosos que possam informar diretamente, bem como pela carência de recomendações de saúde pública no contexto de barreiras e desvantagens potenciais, uma breve revisão da literatura sugere que a relação risco-benefício da participação nesses serviços gratuitos de suporte à recuperação *on-line* é favorável.[15] Informações anedóticas revelam que especialmente as mulheres dependentes de álcool se beneficiaram muito dessa modalidade de reunião de 12 passos *on-line*, com um incremento, no Brasil, de 40% de participação em grupos de mútua ajuda virtual desde o início da pandemia da covid-19. Esses índices podem ser compreendidos à luz da maior facilidade da participação das mulheres em reuniões *on-line*, uma vez que assim conseguem ao mesmo tempo manter os cuidados domésticos e, principalmente, dos filhos que nas reuniões presenciais precisavam de uma outra cuidadora para que a mulher pudesse estar presencialmente. Além disto, os grupos virtuais de certa forma diminuíram questões relacionadas a barreiras de acesso relacionadas a estigma e preconceito dirigido as elas em grupos presenciais e mistos

Embora as evidências mostrem que a telemedicina para o tratamento do alcoolismo e outras drogas é uma alternativa eficaz às intervenções presenciais – o que sugere que as reuniões *on-line* de suporte à recuperação também podem ser uma alternativa eficaz às reuniões de grupo de mútua ajuda presenciais –, ainda são necessárias mais pesquisas sobre a telemedicina para o tratamento do alcoolismo por si só. Outra barreira importante desse modelo a ser explicitada são as violações de privacidade que podem ocorrer se outro indivíduo observar a tela de um participante, por exemplo, ou se as próprias plataformas *on-line* coletarem ou compartilharem dados dos participantes. As violações da observação indireta são difíceis de resolver, embora os riscos de privacidade possam ser parcialmente gerenciados por meio da participação apenas em plataformas criptografadas e garantindo-se que o organizador esteja aproveitando as opções de privacidade (p. ex., exigir uma senha e permissão do organizador para entrar na reunião). Por último, outra barreira segue sendo o acesso à internet de banda larga que continua a dividir os indivíduos em termos socioeconômicos. Para aqueles que não têm acesso à internet adequada para *streaming* de vídeo *on-line*, o encaminhamento para reuniões acessíveis por telefone é uma opção disponível.[15]

Destaca-se a necessidade de uma triagem realizada de modo acolhedor e humanizado, sem estigmas ou preconceitos, com encaminhamento e tratamento desses indivíduos e seus familiares por meio de boas práticas clínicas e das melhores evidências científicas da área já amplamente conhecidas (p. ex., a utilização de medicações e intervenções psicossociais que incluem entrevista motivacional, prevenção de recaída, manejo de contingências, treinamento de habilidades sociais, terapia cognitivo-comportamental), como parte das estratégias para o pós-pandemia, assegurando-se que não haja disparidades raciais, de gênero e econômicas no acesso à assistência médica e psicossocial.[3,4,5]

CONSIDERAÇÕES FINAIS

Desde o início da pandemia, a recomendação da Organização Mundial da Saúde (OMS) tem sido de restringir a venda e o consumo de álcool e recomendou que os países adotassem restrições do consumo de bebidas alcoólicas durante esse período. O Center for Disease Control and Prevention (CDC), órgão do governo norte-americano semelhante, em sua atuação, à Agência Nacional de Vigilância Sanitária (Anvisa) no Brasil, também alertou quanto ao risco de aumento do consumo de álcool e outras drogas durante o isolamento social. No entanto, apesar da forte recomendação da OMS e de outros órgãos, no Brasil, pouquíssimas normativas técnicas de órgãos públicos da saúde com qualquer posicionamento sobre a questão foram encontrados.

Este capítulo discorreu sobre alguns aspectos importantes relacionados ao alcoolismo e o advento da pandemia da covid-19, destacando-se os enfrentamentos e as possibilidades de intervenção e atenção diante de novos fenômenos.[2,3] Em vista dos desafios humanitários que a atual pandemia ocasionou, atenção especial deve ser dada às questões da saúde mental. As prevalências de transtornos mentais e adoecimento psíquico são suficientemente elevadas e continuarão se manifestando de forma crescente durante a pandemia e no pós-pandemia.[4] Assim, existe a necessidade de se desenvolver e ampliar espaços de trocas, cuidado qualificado e humanizado, menos preconceito e mais sororidade nas questões de gênero. O tratamento eficaz deve ser focado nas abordagens que ajudem a reconhecer as diferenças entre sexo e gênero, compreender os tipos de traumas que as mulheres muitas vezes enfrentam, fornecer suporte adicional para mulheres com necessidades de cuidados a filhos e familiares, bem como um olhar atento no tratamento de mulheres grávidas.[13,14]

REFERÊNCIAS BIBLIOGRÁFICAS

1. GARCIA-CERDE R, VALENTE JY, SOHI I, FALADE R, SANCHEZ ZM, MONTEIRO MG. Alcohol use during the COVID-19 pandemic in Latin America and the Caribbean. *Rev Panam Salud Publica* 2021; 45:e52.
2. ORNELL F, BORELLI WV, BENZANO D, SCHUCH JB, MOURA HF, SORDI AO et al. The next pandemic: impact of COVID-19 in mental healthcare assistance in a nationwide epidemiological study. *Lancet Reg Health Am* 2021; 4:100061.
3. AHMAD A, MUELLER C, TSAMAKIS K. Covid-19 pandemic: a public and global mental health opportunity for social transformation? *BMJ* 2020; 369:m1383.
4. KONTOANGELOS K, ECONOMOU M, PAPAGEORGIOU C. Mental health effects of COVID-19 Pandemia: a review of clinical and psychological traits. *Psychiatry Investig* 2020; 17(6):491-505.

5. MURTHY P, NARASIMHA VL. Effects of the COVID-19 pandemic and lockdown on alcohol use disorders and complications. *Curr Opin Psychiatry* 2021; 34(4):376-85.
6. ORNELL F, SCHUCH JB, SORDI AO, KESSLER FHP. "Pandemic fear" and COVID-19: mental health burden and strategies. *Braz J Psychiatry* 2020; 42(3):232-5.
7. MALTA DC, SZWARCWALD CL, BARROS MBA, GOMES CS, MACHADO Í, SOUZA JÚNIOR PRB et al. The COVID-19 Pandemic and changes in adult Brazilian lifestyles: a cross-sectional study, 2020. *Epidemiol Serv Saude* 2020; 29(4):e2020407.
8. Global Drug Survey– GDS COVID-19 Special Edition: Key Findings Report. Disponível em URL: https://www.globaldrugsurvey.com/gds-covid-19-special-edition-key-findings-report/ (acesso em 25/03/2022)
9. National Survey on Drug Use and Health (NSDUH). Disponível em: https://www.samhsa.gov/data/sites/default/files/reports/rpt31098/2019NSDUH-AIAN/AIAN%202019%20NSDUH.pdf (acesso em 02/04/2022)
10. Pesquisa Nacional de Saúde (PNS). Disponível em: https://www.ibge.gov.br/estatisticas/sociais/saude/9160-pesquisa-nacional-de-saude.html?=&t=downloads (acesso em 29/03/2022)
11. II Levantamento Nacional de Álcool e Drogas (LENAD) – 2012. Laranjeira R. (Supervisão) et al. São Paulo: Instituto Nacional de Ciência e Tecnologia para Políticas Públicas de Álcool e Outras Drogas (INPAD), Unifesp, 2014.
12. Brasil. Ministério da Saúde. Secretaria de Vigilância em Saúde. Departamento de Análise em Saúde e Vigilância de Doenças Não Transmissíveis. Vigitel Brasil 2019: vigilância de fatores de risco e proteção para doenças crônicas por inquérito telefônico: estimativas sobre frequência e distribuição sociodemográfica de fatores de risco e proteção para doenças crônicas nas capitais dos 26 estados brasileiros e no Distrito Federal em 2019 [recurso eletrônico]. Ministério da Saúde, Secretaria de Vigilância em Saúde, Departamento de Análise em Saúde e Vigilância de Doenças não Transmissíveis. – Brasília: Ministério da Saúde, 2020.
13. RODRIGUEZ LM, LITT DM, STEWART SH. Drinking to cope with the pandemic: The unique associations of COVID-19-related perceived threat and psychological distress to drinking behaviors in American men and women. *Addict Behav* 2020; 110:106532.
14. LUNNAY B, TOSON B, WILSON C, MILLER ER, MEYER SB, OLVER IN et al. Social class and changes in Australian women's affect and alcohol consumption during COVID-19. *Front Public Health* 2021; 9:645376.
15. BERGMAN BG, KELLY JF, FAVA M, EDEN EVINS A. Online recovery support meetings can help mitigate the public health consequences of COVID-19 for individuals with substance use disorder. *Addict Behav* 2021; 113:106661.

05

Uso abusivo de jogos eletrônicos (transtorno de videogame)

Vinícius Oliveira de Andrade
Carla Cavalheiro Moura
Lívia Beraldo de Lima
Ilana Holender Rosenhek
Rodrigo Menezes Machado
Hermano Tavares

"Não há mais ficção que a vida possa enfrentar, mesmo que vitoriosa – é a própria realidade que desaparece totalmente no jogo da realidade."
(Jean Baudrillard)

INTRODUÇÃO

Os videogames são uma atividade muito popular no dia a dia dos brasileiros de todas as faixas etárias e podem ser jogados constantemente em dispositivos portáteis (consoles), *tablets, notebooks*, computadores ou *smartphones*. Segundo a pesquisa Game Brasil 2021, 72 % dos brasileiros, sendo a maioria mulheres (51,8%), têm o costume de jogar jogos eletrônicos independentemente da plataforma. Essa pesquisa, realizada entre 7 e 22 de fevereiro de 2021, com um grupo de 12.498 participantes, verificou que 19,2% deles jogam em média 8 a 20 horas por semana.[1]

Em resposta a esse crescente movimento, e procurando explorar os benefícios dessa tecnologia, vários jogos eletrônicos têm sido usados em salas de aula para melhorar a experiência de aprendizagem dos alunos. Defensores de aprendizagem baseada em jogos no ensino superior citam a capacidade dos jogos digitais de ensinar e reforçar habilidades importantes para trabalhos futuros, como colaboração, resolução de problemas e comunicação.[2] Em contrapartida, quando o uso dos jogos eletrônicos passa a ser excessivo, causando desequilíbrio e sofrimento psíquico, pode trazer efeitos nocivos aos seus usuários, principalmente no caso de crianças e adolescentes que se encontram em estado de maturação cerebral.[3]

Nas últimas décadas, os *games* evoluíram, passando a apresentar mecanismos cada vez mais complexos de gratificação intermitente. Além disso, a maioria deles não tem "*pause*" nem "*game over*", o que faz que os adeptos dessa prática se tornem cada vez mais engajados no comportamento. Associa-se a isso a diminuição de recursos sinalizadores do tempo gasto, acarretando prejuízos significativos para um desenvolvimento saudável.[4]

O intenso envolvimento com o jogo eletrônico causa nos indivíduos suscetíveis um significativo afastamento das rotinas diárias, de modo que atividades essenciais como comer, dormir e autocuidado são negligenciadas. São afetados também sua interação com o mundo externo e aspectos relacionados a responsabilidades em áreas como educação e trabalho, por exemplo, acarretando modificações importantes e disfuncionais nas prioridades da vida cotidiana de quem utiliza abusivamente os jogos eletrônicos.[3]

Em um cenário onde a tecnologia permeia quase todas as nossas ações, faz-se extremamente necessário o estudo do comportamento humano no uso dessas ferramentas. Sendo assim, este capítulo versará sobre o uso abusivo de jogos eletrônicos, que ganhou condição de transtorno mental na 11ª edição da Classificação Internacional de Doenças (CID-11), classificado como "*Gaming Disorder*". Por não haver tradução oficial da nomenclatura adotada, neste presente capítulo será adotado o nome "Transtorno de Videogame".

BENEFÍCIOS DOS JOGOS ELETRÔNICOS

Videogames são uma parte onipresente na vida de quase todas as crianças e adolescentes. O surgimento de várias taxonomias de "habilidades do século XXI" destaca a crescente discrepância entre os resultados educacionais atuais e os conjuntos de habilidades necessários para um mundo em rápida mutação. A educação, nesse sentido, projeta-se em espaços imersos em uma transformação tecnológica. Nesse ambiente, a inovação educacional aparece como o meio metodológico ideal para inovação das práticas pedagógicas da cultura líquida e multimodal do século XXI. Na prática, isso implicaria utilizar a metodologia dos jogos para dar mais autonomia ao aluno, auxiliá-lo no desenvolvimento de uma maturidade cognitiva e social e aprimorar seu senso crítico. Além disso, o jogo facilita a aplicação prática dos conhecimentos adquiridos, sem colocar os sujeitos em risco, como ocorre nos simuladores. Seus benefícios na aprendizagem são evidenciados na estimulação das capacidades de interação, de motivação, instrução de habilidades cognitivas e espaciais, *feedback* e resolução de problemas, com base na psicologia da aprendizagem social.[2]

Há três aspectos essenciais num sistema que aplique "*gamification*" e que estão associados ao processo de aprendizagem: *feedback, friends* e *fun*.

- *Feedback* diz respeito ao retorno para o jogador dos resultados das suas atividades. Essa comunicação, feita de forma rápida, é um dos fatores que mais pode contribuir para manter um nível de envolvimento elevado.
- *Friends* representa o envolvimento social; os componentes de colaboração e de partilha são características dos jogos sociais que constituem um fator relevante de reforço do engajamento.
- *Fun* representa o componente de diversão inerente aos jogos e que também deve estar presente num sistema que aplique *gamification*.

A essa associação de características, é preciso acrescentar a existência de objetivos claros, de fatores que levem a uma sensação de controle por parte dos utilizadores, por meio da sinalização evidente dos avanços conquistados a cada etapa, e o balanceamento de suas competências com o nível de dificuldade das tarefas, a fim de que o processo final tenha êxito.[5]

Os benefícios dos jogos podem ser classificados de acordo com o gênero: gêneros de ação e *arcade* desenvolvem aspectos sensório-motores (habilidades motoras, acuidade visual, reconhecimento espacial, reflexos e aprendizagem associativa de procedimentos práticos), e os de estratégia e simulação privilegiam mais os aspectos intelectuais (memória, atenção, pensamento crítico, raciocínio dedutivo e lógico, descoberta indutiva, resolução de problemas, tomada de decisão e criatividade); avaliação da aprendizagem; habilidade em *design* de jogos.[2]

Além dos benefícios relacionados à educação, o jogo eletrônico também proporciona ampliação da inserção social. Segundo material organizado por Ivelise Fortim,[4] no Brasil, a cultura *gamer* possibilita formas de inserção mesmo sem que os jogos estejam envolvidos: por exemplo, muitos jovens se utilizam de vídeos de plataformas como o YouTube para fazer as coreografias do jogo *Just Dance* e crianças brincam de pega-pega como se fossem personagens do jogo *Subway Surfers*. A PerifaCon, que se define como a Comic Con das favelas, é um evento que pretende dar acesso a essa cultura aos moradores de periferia. Além dos debates sobre quadrinhos, a cena *gamer* também foi representada por debates sobre projetos sociais de desenvolvimento de games na periferia.[4]

Nesse contexto, é evidente que o comportamento lúdico, no qual se encaixam os jogos eletrônicos, são fundamentais para o desenvolvimento psicossocial, com potencial para reforço de habilidades importantes na vida adulta, como colaboração, resolução de problemas e comunicação. Em contrapartida, o uso excessivo causa efeitos nocivos aos seus usuários, conforme relatado anteriormente. Nunca é demais lembrar que para cada estudo que professa os benefícios dos jogos eletrônicos na aprendizagem e/ou no ensino formal, é possível encontrar outros que denunciam os efeitos deletérios do mesmo jogo, particularmente no tocante ao desempenho escolar, como a falta de concentração, problemas de audição relacionados ao uso de fones de ouvidos e dificuldade de socialização, entre outros.[6] Mais estudos são necessários para determinação das condições de melhor uso dos videogames em paralelo à prevenção das suas possíveis complicações.

TRANSTORNO DE VIDEOGAME (TVG) – CONCEITO

A Organização Mundial da Saúde (OMS) define o TGV como um padrão de comportamento de jogo, que pode ser *on-line* ou *off-line*, e manifesta-se por: a) falta de controle sobre o jogo (p. ex., início, frequência, intensidade, duração, término, contexto; b) crescimento da prioridade dada ao jogo, que passa a ter precedência sobre outros interesses da vida e atividades diárias; c) continuar ou aumentar a frequência de jogar independentemente da ocorrência de consequências negativas.[7]

Para realizar o diagnóstico, é preciso que o comportamento seja observado em um período de pelo menos 12 meses. Essa duração, entretanto, pode ser diminuída caso todos os critérios diagnósticos forem preenchidos e a sintomatologia for grave.[7]

Segundo metanálise, a prevalência estimada da população mundial que sofre de TVG é de 4,6%, sendo mais comum em homens do que em mulheres e em indivíduos mais jovens.[7]

Esse crescente aumento, associado ao caráter gratificante intrínseco do brincar e ao estímulo sensorial do jogo, o torna um estímulo complexo e ativador do sistema de recompensa cerebral (SRC). Associam-se a isso características estruturais do jogo que apelam a conhecidos mecanismos comportamentais de reforço. Em recente metanálise, foram identificadas semelhanças nas mudanças neurofuncionais observadas em outras dependências comportamentais e químicas e o TVG em relação a padrões de ativação do SRC. As principais alterações encontradas foram redução no córtex cingulado anterior e o córtex orbitofrontal, que são áreas responsáveis pelas tomadas de decisão, pela avaliação dos valores de recompensa e sua consequente impulsividade cognitiva. Tais alterações corroboram com a tese de que TVG é um transtorno psiquiátrico que compartilha semelhanças com outras dependências químicas e comportamentais já devidamente reconhecidas pela comunidade científica.[7]

Em relação às comorbidades, outros estudos relatam que o TVG apresenta ansiedade, depressão, TDAH e ansiedade social, como as mais frequentes e compatíveis com a descrição do perfil habitual de outros transtornos aditivos químicos ou comportamentais.[7] Além disso, esses transtornos podem levar os indivíduos a usarem os jogos eletrônicos abusivamente, causando um fenômeno de fuga da realidade dolorosa. Os transtornos do humor podem tanto anteceder o desenvolvimento do TVG, atuando como facilitadores para sua ocorrência, quanto podem surgir pelo comportamento aditivo e consequências secundárias desse comportamento, como o isolamento social, piora na qualidade do sono e da alimentação e outros fatores associados muito comuns na pandemia da covid-19.[7]

TRANSTORNO DE VIDEOGAME E A COVID-19

A pandemia da covid-19 foi oficialmente declarada pela Organização Mundial de Saúde (OMS) no dia 11 de março de 2020 e, com ela, a orientação para o isolamento domiciliar e o distanciamento social gerou grandes mudanças em nossas rotinas diárias. As novas realidades de trabalho em casa, desemprego temporário, educação domiciliar de crianças e falta de contato físico com outros membros da família, amigos e colegas levaram tempo para serem incorporadas. Para lidar com o estresse psicológico nessa nova realidade, mecanismos como os jogos aumentaram significativamente e, por consequência, podem elevar o risco de uso problemático ou a dependência de videogames.

Nesse contexto, a fim de mitigar os impactos da pandemia na saúde mental das pessoas, a própria OMS, que em 2018 reconheceu o TVG, apoiou o uso do videogame numa campanha chamada #HealthyAtHome.[8,9] A indústria de jogos, por sua vez, incorporou mensagens sobre a prevenção da covid-19 em sua iniciativa #PlayApartTogether, criando eventos esportivos *on-line*, como o FIFA 20, e o jogo de basquete NBA2K, como forma de socialização e redução de estresse.[8]

Estudos realizados durante a pandemia da covid-19 corroboram esse aumento significativo do uso de videogame, entretanto, com impactos negativos na saúde mental, incluindo distúrbios do sono, sintomas depressivos e ansiosos, bem como aumento do risco de desenvolver TVG, especialmente em adolescentes do sexo masculino e adultos jovens.[8,9]

Na pandemia, o uso de dados de jogos aumentou nos Estados Unidos e o volume de *download* de jogos atingiu recorde na Europa. A empresa de telecomunicações americana *Verizon* relatou um aumento de 75% na atividade de jogos *on-line* durante a semana de 8 a 15 de março de 2020, quando muitos governos estaduais dos EUA começaram a adotar medidas de prevenção da pandemia.[8]

Plataformas de transmissão ao vivo, como YouTube Gaming e Twitch, relataram um aumento de 10% no público. A Steam, distribuidora de jogos, registrou mais de 20 milhões de usuários, o maior número de usuários ativos em seus 16 anos de história em relação a tempo de horas assistindo jogos por *streaming*. Na avaliação do número de horas assistidas, o YouTube Gaming apresentou um aumento de 234% nas horas assistidas: de 724 milhões de horas em 2020 até 1,7 bilhão no mesmo período de 2021, enquanto o Twitch de julho a setembro de 2020 atingiu 4,7 bilhões, em relação a 2,8 bilhões no mesmo trimestre do ano anterior, com aumento de 167%.[10]

Para adolescentes, os jogos *on-line* também atuam como uma estratégia de fuga e enfrentamento do mundo real estressante. Há evidências que TVG pela internet aumentaram durante a pandemia da covid-19 entre chineses e adolescentes alemães.[11,12] Um estudo longitudinal realizado na China por Teng et al.[8] mostrou que a presença de sintomas de ansiedade e depressão pré-pandemia foram fatores preditivos para aumento do uso de videogame e da gravidade dos sintomas de TVG em adolescentes do sexo masculino, sugerindo que o TVG possa se desenvolver como um mecanismo compensatório de uma saúde mental já fragilizada.[9] Essa hipótese é corroborada por outro estudo[12] que mostrou a associação do uso problemático de jogos com ansiedade, depressão e estresse, assim como um incremento no tempo de jogo em 23% dos estudantes avaliados. Na Coreia do Sul, em 2020, foi realizada uma análise comparativa com dados de 2018 sobre o uso problemático de jogos de internet divididos em 4 perfis: jogador "casual", jogador "moderado", jogador de "risco potencial" e jogador "adicto". Enquanto os adolescentes dos três primeiros perfis não mostraram sinais significativos de aumento do uso de jogos na internet, o perfil de jogador "adicto" demonstrou um aumento significativo no tempo de jogo após a covid-19, corroborando a associação de TVG com outras dependências comportamentais.[7,12]

Além do risco de autoisolamento e dedicação excessiva durante a pandemia, foi identificado também maior envolvimento com práticas de risco, particularmente o investimento em *lootbox*, um dispositivo inserido nos jogos eletrônicos que oferta recompensas de valores variados em um esquema de reforço intermitente aleatório que se assemelha à gratificação clássica dos jogos de azar. Cabe ressaltar que o jogo excessivo e os gastos com *lootbox* não foram mais frequentes nos jogadores isolados durante quarentena, porém essa associação se mostrou significativa para o subgrupo dos jogadores com sinais prévios de comportamento problemático ou TVG francos.[13]

O Facebook realizou uma pesquisa com 13.246 participantes abrangendo o Brasil, Estados Unidos, Reino Unido, Canadá, França, Alemanha, Coreia do Sul, Japão e Vietnã, entre julho e outubro de 2020. Nessa pesquisa, 70% das pessoas afirmaram que estão passando mais tempo em dispositivos móveis e foram disponibilizados dados com aumento de novos jogadores, sendo nos Estados Unidos (28% – 28 milhões), Reino Unido (50% – 8,6 milhões), Coreia do Sul (34% – 9,4 milhões) e Alemanha (25% – 6,5 milhões).[10]

Numa pesquisa realizada pela Game Brasil, que é feita desde 2013, foram avaliados 12.498 participantes entre 7 e 22 de fevereiro de 2021. A pesquisa demonstrou que 72% dos brasileiros têm o costume de jogar jogos eletrônicos e o *smartphone* é o dispositivo preferido para jogar em 41,6%. Durante a pandemia da covid-19, 46% relataram elevação nas horas de jogo e 44,2% informaram ter gastado mais dinheiro com jogos digitais.[1] No entanto, uma das limitações da pesquisa, que foi voltada para o marketing, é não ter sido abordado se tal aumento no engajamento estaria relacionado a maior prevalência de problemas relacionados aos jogos.

Tratamento

A terapia cognitivo-comportamental (TCC) é o tratamento com maior nível de evidência para TVG. Em um estudo importante, Wölfling et al.[13] obtiveram 69,4% de remissão em homens em um grupo de tratamento de curto prazo para dependência de internet e jogos de computador *versus* 23,9% no grupo controle, demonstrando uma boa eficácia no tratamento. Entre as abordagens encontradas na literatura, observa-se variabilidade no tipo de TCC, que por vezes é combinada a outras técnicas, por exemplo a atenção plena, ou ainda variações nos objetivos terapêuticos, com foco mais restrito no comportamento de jogo ou no ajuste global dos pacientes.[15]

O tratamento farmacológico envolve primariamente o tratamento de comorbidades, uma vez que elas são bastante frequentes nessa população. Os estudos sugerem redução de sintomas de TVG com uso de bupropiona entre seis e vinte e uma semanas e com metilfenidato oito a doze semanas, porém não há relato de controle específico para co-ocorrência de sintomas de desatenção ou disfunção executiva que pudesse direcionar a escolha por metilfenidato ou outro estimulante. A comparação entre bupropiona o escitalopram com grupo controle evidenciou que ambos os medicamentos foram efetivos na redução de sintomas de TVG. Cabe reforçar que os estudos farmacológicos nessa área ainda são incipientes e apresentam carências clássicas como amostras relativamente pequenas e ausência de intervenção controle adequada para comparação.[15]

Durante a pandemia, foram elaboradas guias para cuidadores de crianças e adolescentes *gamers* e com uso problemático de internet, como forma de auxiliar nesse desafio.[16] Entre as orientações existe a mediação ativa que se caracteriza por instruir, informar, criticar, aprovar ou desaprovar conteúdo ou atividades, bem como estabelecer acordos para o uso. Entre as medidas e recomendações está a participação ativa dos pais na vida de seus filhos, procurando compreender a cultura *gamer* que vivem e estabelecer regras claras definidas que seu filho deve seguir; nesse aspecto, vale ressaltar que deve estar sempre presente o diálogo, e as regras devem ser explicadas minuciosamente, de modo que a criança ou adolescente possa reconhecer o significado que carregam.[4,16]

Ao adotar ações como essas, os pais buscam construir um relacionamento positivo com seu filho. É importante lembrar que, mesmo assim, há necessidade de mais estudos sobre esse estilo parental, denominado "autoritativo" e como ele pode interagir com aspectos da personalidade do jovem para um melhor ajuste da supervisão parental.

A cultura *gamer*, como outras culturas de grupo, é dinâmica e não se refere apenas aos jogos e ao ato de jogar. Ela possui muitos outros componentes: suas histórias, personagens e linguagem visual transitam entre filmes, séries, livros, animações, histórias em quadrinhos e outras mídias. Esse entendimento é fundamental para que se possa, junto aos filhos, estabelecer rotinas, separar momentos individuais e para a família, além de fomentar a compreensão do tipo de jogo e o gerenciamento da quantidade de tempo jogado.[4]

CONSIDERAÇÕES FINAIS

Com a pandemia, houve um aumento importante nos problemas causados pelo videogame, especialmente para os indivíduos que já apresentavam alguma inadequação relativa aos jogos. Isso é potencializado por mecanismos neuroquímicos e de reforços comportamentais que podem levar ao desequilíbrio e sofrimento psíquico, trazendo efeitos nocivos como TVG e outras comorbidades, como depressão, ansiedade e ansiedade social.

Dessa forma, é essencial para estabelecer um diagnóstico preciso, analisar as motivações do comportamento disfuncional e outros processos clinicamente relevantes, como padrões comportamentais, ambiente familiar, acadêmico, profissional e social. Nessa nova realidade, para o diagnóstico da saúde integral dos pacientes, é necessária uma investigação pormenorizada do uso da tecnologia por parte dos profissionais da saúde, a fim de identificar precocemente o transtorno e direcionar o tratamento mais adequado.

Em resumo, é importante reconhecer que os jogos eletrônicos, embora benéficos com moderação durante a crise da covid-19, também podem gerar ou promover vulnerabilidades ao indivíduo. Assim, é importante planejar e promover abordagens equilibradas e eficazes aos jogos durante e após a pandemia.

A seguir, uma síntese das principais recomendações indicadas por especialistas.[4,16]

Recomendações gerais

- estabelecer rotina e planejar as atividades diárias;
- promover hábitos saudáveis e zelar pelo sono, atividade física, alimentação e ingestão de líquidos e higiene pessoal;
- técnicas de relaxamento e de manejo de estresse (p. ex., meditação);
- atividades sociais;
- momentos para atividades solitárias e familiares;
- manter-se informado sobre a pandemia (com moderação);
- automonitoramento e regulação do tempo de tela;
- monitorar comportamento de crianças;
- usar aplicativos de bem-estar digital;
- usar ferramentas técnicas analógicas (p. ex., relógio);
- manter contato com amigos e pessoas próximas;
- procurar ajuda quando necessário.

Recomendações específicas

- estabelecer regras e combinados de horários para jogar;
- aos jogos *on-line* que não têm *pause*. Dependendo do jogo, é mais fácil estabelecer os limites por partidas e objetivos do que por horários fixos;
- oferecer e estimular outras atividades para os jovens fora do mundo digital e do universo *gamer* (p. ex., contato com a natureza);
- os pais devem propor um "uso acompanhado", que não deve ser confundido com uma ação tutelada que interfere ou pode interferir no desenvolvimento para a vida. Essa vivência compartilhada no jogo por meio do engajamento parental ajuda a reforçar vínculos de confiança.

REFERÊNCIAS BIBLIOGRÁFICAS

1. SIOUX, BLEND NEW RESEARCH, ESPM. Game Brasil 2021; 8. ed. Brasil, 2021. Disponível em: http://pesquisagamebrasil.rds.land/2021-painel-gratuito-pgb21; acessado em 19 de março de 2022.
2. GARCÍA-QUISMONDO MAM, CRUZ-PALÁCIOS E. *Gaming* como instrumento educativo para una educación en competencias digitales desde los academic skills centres 2018: Rev Gen Inf Doc 2018; 28(2): 489-06.
3. KING DL, DELFABBRO PH. The concept of "harm" in Internet gaming disorder. *J Behav Addict* 2018; 7(3): 562-4.

4. IVELISE F. O que as famílias precisam saber sobre games? Um guia para cuidadores de crianças e adolescentes. São Paulo: Homo Ludens 2020. Disponível em: https://cartilhagames.com.br/; acessado em 19 de março de 2022.
5. KING DL, DELFABBRO PH, BILLIEUX J, POTENZA MN. Problematic online gaming and the COVID-19 pandemic. *J Behav Addict* 2020; 9(2): 184-186.
6. ZICHERMANN G. Getting 3 fs in gamification business. Wharton digital press, 2011. Disponível em: http://www.gamification.co/2012/01/19/getting-three-fs-in-gamification/; acessado em 25 de março de 2022.
7. TAVARES H, TANCREDI VVS, BOTTURA HML, MACHADO RM, COSTA NR, TOLEDO EL. Impulsividade e transtornos do controle do impulso. In: Miguel EC, Lafer B, Elkis H, Forlenza OV (eds.). Clínica psiquiátrica. 2.ed. v.2. São Paulo: Manole, 2021.
8. TENG Z, PONTES HM, NIE Q, GRIFFITHS MD, GUO C. Depression and anxiety symptoms associated with internet gaming disorder before and during the COVID-19 pandemic: A longitudinal study. *J Behav Addict* 2021; 10(1): 169-180.
9. Informação do mercado de jogos para 2021. Disponível em: https://www.facebook.com/fbgaminghome/marketers/gaming-marketing-insights-2021; acessado em 19 de março de 2022.
10. SHE R, WONG K, LIN J, LEUNG K, ZHANG Y, YANG X. How COVID-19 stress related to schooling and online learning affects adolescent depression and Internet gaming disorder: Testing conservation of resources theory with sex difference. *J Behav Addict 2021*; 10(4): 953-66.
11. KIM D, LEE J. Addictive internet gaming usage among korean adolescents before and after the outbreak of the COVID-19 pandemic: A comparison of the latent profiles in 2018 and 2020. *Int J Environ Res Public Health* 2021; 18: 7275.
12. HALL LC, DRUMMOND A, SAUER JD, FERGUSON CJ. Effects of self-isolation and quarantine on loot box spending and excessive gaming – results of a natural experiment. *Peer J* 2021; 9: e10705.
13. WÖLFLING K., MÜLLER KW, DREIER M, RUCKES C, DEUSTER O, BATRA A et al. Efficacy of short-term treatment of internet and computer game addiction. *JAMA Psychiatry* 2019; 76(10): 1018-1025.
14. ZAJAC K, GINLEY MK, CHANG R. Treatments of internet gaming disorder: a systematic review of the evidence. *Expert Rev Neurother* 2020; January; 20(1): 85-93.
15. KIRÁLY O, POTENZA MN, STEIN DJ, KING DL, HODGINS DC, SAUNDERS JB et al. Preventing problematic internet use during the COVID-19 pandemic: Consensus guidance. *Compr Psychiatry* 2020; Jul; 100: 152-80.
16. CHEN IH, LEE ZH, DONG XY, GAMBLE JH, FENG HW. The influence of parenting style and time management tendency on internet gaming disorder among adolescents. *Int J Environ Res Public Health* 2020; 17(23): 9120.

06

Transtornos do sono

Helena Hachul
Daniel N. Polesel
Leandro Lucena

"Às vezes é preciso dormir, dormir muito.
Não pra fugir, mas pra descansar a alma dos sentimentos."
(Marla de Queiroz)

A IMPORTÂNCIA DO SONO

O sono é um fenômeno biológico e a manutenção de um sono de qualidade é essencial para a homeostase e a restauração fisiológica e psicológica do organismo. O ser humano despende cerca de um terço de sua vida ao sono, fato que demonstra sua relevância para a conservação da saúde.

A duração média diária do sono varia conforme a faixa etária. Dados da National Sleep Foundation indicam uma variação normal em relação ao tempo médio de sono médio por faixa etária.[1] A quantidade de horas de sono suficiente para um indivíduo equivale ao tempo de sono restaurativo e, consequentemente, um despertar no dia seguinte com energia e disposição. Nesse sentido, a quantidade de horas necessárias de sono tende a diminuir com o avanço da idade, sendo entre 14 a 17 horas em média para recém-nascidos de até 3 meses, caindo entre 12 a 15 horas para bebês (4-11 meses) e 11 a 14 horas para crianças entre 1 e 2 anos. Na adolescência (entre 14 e 17 anos), o tempo médio de sono corresponde a 8 a 10 horas, podendo variar entre 7 e 12 horas. Jovens com idade de 18 a 25 anos possuem tempo médio diário de horas de sono de 7 a 9 horas, podendo ter variação natural de 6 a 11 horas de sono por dia. Indivíduos adultos apresentam tempo médio de sono necessário de 7 a 9 horas, podendo variar naturalmente de 6 a 10 horas de sono por dia.

Por fim, idosos (acima de 65 anos) possuem o menor tempo médio diário de horas de sono: de 7 a 8 horas, podendo ter variação natural de 5 a 9 horas de sono por dia.

O tempo de sono de cada indivíduo está associado a influências genéticas, comportamentais e sociais. Assim, é importante respeitar tanto o horário de preferência para dormir (momento da noite em que geralmente se sente sono) quanto a quantidade de horas de sono necessárias para cada indivíduo dormir bem. Além disso, existem variações de normalidade. Os pequenos dormidores normalmente necessitam de menos horas de sono para se sentirem revigorados para as atividades do dia seguinte, em comparação à média populacional. Por outro lado, os grandes dormidores necessitam de mais de 9 horas para que tenham a mesma sensação após o sono. Ambas as características são vinculadas a fatores intrínsecos, sendo aconselhável sempre buscar respeitar o próprio padrão de sono e adequá-lo ao hábito de vida.

A literatura científica, por meio de estudos epidemiológicos, já identificou as consequências do débito de sono, seja pela privação do sono ou decorrente de um padrão de sono insuficiente para o organismo. Da mesma forma, observaram-se também as consequências para aqueles indivíduos que dormem mais horas por dia do que o necessário.[2,3] Independentemente do gênero, quando adulto, dormir menos que 4 horas ou mais que 10 horas por noite constitui um fator preditivo para aumento no risco de mortalidade. A presença de distúrbios de sono como apneia do sono e insônia leva, em última instância, ao débito de sono. Assim, esses distúrbios podem trazer consequências sérias para o organismo quando não tratados devidamente, tais como interferências comportamentais, nas relações interpessoais e sociais.[4] De maneira geral, os distúrbios de sono causam prejuízos à saúde em curto prazo, como a diminuição na atenção, na memória, imunidade e, em longo prazo, como ganho de peso e alterações cardiometabólicas.

PROBLEMAS DE SONO

Nas últimas décadas, o padrão de vida e de sono sofreu grandes transformações. Isso se deve a mudanças na rotina social diária e ao aumento das inovações tecnológicas e sociais. A popularização de dispositivos eletrônicos, por exemplo, facilitou o acesso à informação e comunicação, mas trouxe o agravo da presença de uma fonte de luz e de atenção à noite, no momento em que se deveria priorizar o sono. Com a modificação da rotina e, por consequência, a negligência ao período do sono, houve aumento do tempo de vigília e redução do tempo total de sono, seja em razão de atividades financeiras, educacionais ou recreativas.

No contexto atual, têm sido levantadas com maior frequência discussões em torno de tópicos associados a igualdade social, equidade entre gêneros, discriminação racial, homofobia e preconceitos relacionados a crenças e culturas, e a pior qualidade do sono é um dos aspectos que tem sido relacionado a indivíduos desses grupos/comunidades. O estresse e o desfavorecimento que vivenciam propiciam o aumento no nível de depressão, ansiedade e complicações na rotina do sono e até insônia. Vale ressaltar que os fatores sociais, como regiões com número elevado de imigrantes e localizações com pouca estrutura sanitária na periferia das cidades, interferem no padrão de vida e de sono dessa população.[4]

A presença de distúrbios do sono tem impacto importante na qualidade de vida.[5] Nas últimas três décadas, pesquisadores brasileiros identificaram um aumento expressivo nas queixas de sono na cidade de São Paulo, incluindo ronco e sonolência excessiva diurna, bem como dificuldades para iniciar e manter o sono.[2] Nesse contexto, a privação de sono, insônia e apneia do sono interferem em nossas habilidades cognitivas, sociais e funcionais. Sabe-se que doenças cardiovasculares, como hipertensão, infarto, arritmias e insuficiência coronariana estão relacionadas aos distúrbios de sono, como a apneia obstrutiva do sono (AOS) e a insônia.[6]

Insônia

A insônia é a queixa de sono mais comum da população, podendo ocorrer de maneira eventual ou de maneira crônica. A prevalência das queixas de insônia tende a variar entre as nações. Nesse contexto, na Inglaterra observou-se um aumento nas queixas de insônia de 35% para 38,6% e no diagnóstico de insônia de 3,1% para 5,8%, entre os anos de 1993 e 2007.[3] No Brasil, um cenário similar foi encontrado segundo os dados do Estudo Epidemiológico do Sono, realizado na cidade de São Paulo e que verificou um aumento progressivo de queixas em relação ao padrão do sono nas últimas três décadas.[2]

Atualmente, de acordo com o *Diagnostic and Statistical Manual of Mental Disorders*, versão 5 (DSM-5, 2013)[7], o diagnóstico de insônia é caracterizado pela queixa recorrente de sono não reparador e de não satisfação em relação a qualidade e quantidade de sono, associados a um ou mais dos seguintes sintomas e fatores: dificuldade para iniciar ou manter o sono, podendo haver problemas para voltar a dormir após o despertar precoce; as queixas precisam acontecer por, pelo menos, três vezes por semana por um período de, no mínimo, três meses seguidos; precisa trazer comprometimento em algum dos setores da vida do indivíduo; a queixa de sono não pode ser explicada por outro distúrbio de sono; e não pode estar associado ao uso de alguma medicação.[7] Nesse cenário, podemos observar que o diagnóstico de insônia está associado a uma frequência desgastante e recorrente em relação ao comprometimento no padrão de sono e na vida do indivíduo. Clinicamente, é possível encontrar pacientes com insônia e que apresentam algum nível de depressão e/ou ansiedade. Além disso, a insônia está diretamente associada à piora na qualidade de vida. Um interessante estudo foi conduzido com a população brasileira e identificou que tanto pessoas com síndrome de insônia quanto aquelas com queixas de insônia apresentavam diminuição nos índices que avaliam a qualidade de vida.[5]

Distúrbios respiratórios relacionados ao sono (apneia obstrutiva do sono)

A AOS é um distúrbio de sono caracterizado pelo colapso repetitivo da via aérea superior, que pode acontecer de modo parcial ou completo. Durante o sono, esse distúrbio promove mudança no padrão ventilatório do paciente, causando hipóxia intermitente, hipercapnia e aumento na frequência de despertares. Como consequência, a apneia obstrutiva do sono pode causar sonolência excessiva diurna, repercussões hemodinâmicas, neurológicas e comportamentais. A gravidade da AOS está associada a quatro grandes pilares: idade, gênero, obesidade e área da via aérea superior.

Evidências mais recentes vêm demonstrando que a AOS é um distúrbio de sono com alta prevalência na população geral. No Brasil, um grupo de pesquisa apontou que um em cada três indivíduos (32,9%) da cidade de São Paulo enquadra-se nos critérios diagnósticos de apneia associada a sintomas que repercutem no dia seguinte do paciente. O levantamento do Estudo Epidemiológico do Sono (EPISONO) mostrou frequências de cerca de 28% (homens) e 10% (mulheres) de AOS de moderada a grave na população.[8] Considerando as diferenças entre os gêneros na incidência da AOS, é esperado que o diagnóstico e a manifestação clínica da doença sejam distintos entre homens e mulheres. Em comparação aos homens, as mulheres têm proporcionalmente menos AOS do tipo grave e relatam com uma frequência maior sintomas não específicos, o que pode levar ao não reconhecimento clínico do distúrbio de sono por médicos. A prevalência da apneia do sono em mulheres aumenta após a menopausa e está relacionada também com o aumento da circunferência de cintura.[9] As mulheres com AOS relataram duas a três vezes menos os sintomas clássicos da doença, como ronco, engasgamento, sufocamento e apneia, quando os resultados foram ajustados para o nível de gravidade da AOS, com tendência a mais complicações e uma demanda elevada no uso de serviços de saúde, quando comparadas aos homens.

A baixa oxigenação associada ao sono irregular é uma característica marcante da AOS e traz como consequência aumento para o risco de doenças cardíacas,[6] diminuição na atenção e concentração e piora no humor. Pela repercussão causada pela AOS ao organismo, atualmente o Índice de Apneia e Hipopneia é considerado um marcador em potencial de prejuízo do sono e da saúde. Níveis mínimos da saturação de oxigênio sanguíneo periférico por volta de 85% são frequentemente encontrados em pacientes com esse distúrbio de sono. Ressalta-se que o quadro de hipoxemia, provocado por esse problema de sono, pode ser danoso ao organismo, especialmente quando os níveis de saturação de oxigênio sanguíneo periférico estiverem inferiores a 90%.

IMPACTO DA PANDEMIA DE SARS-COV-2 SOBRE A VIDA DA POPULAÇÃO

Os vírus são microrganismos simples e pequenos que apresentam como material genético o RNA e uma cápsula proteica que o envolve. Os vírus da classe dos coronavírus são assim descritos em razão de um envelope de proteínas ancoradas acima da cápsula viral. Trata-se de vírus comuns que estão entre as principais causas de resfriados e que raramente evoluem o quadro clínico do paciente ao óbito.

A Organização Mundial da Saúde (OMS) foi alertada em 31 de dezembro de 2019 sobre um surto de casos de pneumonia na cidade de Wuhan, província de Hubei, na República Popular da China. O surto dessa doença foi decorrente de uma nova cepa de coronavírus, que ainda não havia sido identificada em seres humanos. Dessa forma, as defesas naturais do organismo não estavam preparadas para combater esse vírus, que possui elevada capacidade transmissiva. Após 30 dias desse alerta, a OMS declarou que a situação constituía uma Emergência de Saúde Pública de Importância Internacional, iniciando-se um plano de ação global para interromper a propagação do vírus, com elevado risco de saúde pública em uma escala sem precedentes.

Em 11 de março de 2020, a doença identificada pelos pesquisadores como SARS-CoV-2 ou popularmente como covid-19 foi caracterizada pela OMS como uma pandemia. O termo "pandemia" faz referência a uma doença com transmissão sustentada de indivíduo para indivíduo, quando uma epidemia passa a se disseminar rapidamente além das fronteiras em termos geográficos, por diferentes continentes.

A maioria dos pacientes consegue se recuperar completamente com cuidados domiciliares, mas aproximadamente 14% dos indivíduos podem desenvolver a síndrome respiratória aguda grave, condição clínica grave, responsável pela maior parte dos óbitos associados ao SARS-CoV-2. Os principais fatores de risco para o óbito são: idade elevada (mas não apenas idosos), pacientes com comorbidades crônicas (p. ex., doença renal, doença pulmonar obstrutiva, obesidade, estado imunocomprometido do transplante de órgão sólido, condições cardíacas graves, como insuficiência cardíaca, doença arterial coronariana ou cardiopatias, anemia falciforme; diabetes tipo 2). Outras condições que podem aumentar o risco para o agravamento do quadro clínico do paciente são: hipertensão arterial, condições neurológicas (demência e acidente vascular encefálico), pacientes imunossuprimidos e gravidez.

No paciente acometido pela doença, é possível identificar os seguintes sinais e sintomas: falta de ar ou desconforto para respirar; sensação de pressão no peito; saturação de oxigênio abaixo de 95%; cianose de lábios ou de face. Esses sinais e sintomas indicam a necessidade de atendimento médico especializado, mas a situação se torna alarmante quando muitas pessoas procuram atendimento médico ao mesmo tempo, muitas vezes precisando de suporte ventilatório para respirar e continuarem vivas. No Brasil, o primeiro semestre de 2020 foi caracterizado por diversas medidas econômicas restritivas realizadas pelo poder público a fim de controlar a circulação de pessoas e conter a contaminação local. Foram medidas impositivas dos Estados que visavam reforçar o isolamento social rigoroso, às vezes até com toque de recolher e barreiras sanitárias nos acessos aos municípios. Essas medidas foram necessárias para evitar um colapso maior do sistema de saúde, seja público ou particular. Esse período de proibição de circulação de pessoas em ambientes públicos, fechamento de comércios e restrição de circulação de forma geral afetou consideravelmente a rotina e o comportamento das pessoas, bem como sua saúde física e mental e os hábitos de sono.[10]

Comportamento sedentário, ganho de peso e mudança nos padrões alimentares

O período de reclusão domiciliar decorrente da pandemia mudou o comportamento humano tanto no que se refere à frequência de atividade física, seja ela feita individualmente ou em grupos, como também ao acesso e consumo de alimentos *in natura* e minimamente processados. Essa mudança comportamental promoveu diversas consequências à saúde da maioria da população, com destaque para o sedentarismo, independentemente da idade, o que resultou em um gasto calórico diário reduzido. A rotina de uma vida sedentária está associada ao ganho de peso corporal e ao surgimento de comorbidades como obesidade, doenças cardiovasculares, síndrome metabólica e intolerância à glicose. Como consequência, há o aumento das reservas energéticas de gordura, principalmente localizadas na região abdominal e cervical, e redução da massa muscular. O peso corporal é um dos principais fatores associados à presença de distúrbios de sono, seja insônia ou apneia do sono. Nesse sentido, a redução de peso corporal é uma recomendação importante para o tratamento da apneia do sono. As principais hipóteses consideradas na relação da obesidade com os eventos de AOS que evidenciam um padrão respiratório irregular são: redução do volume intratorácico, com consequente uma diminuição do volume respiratório corrente; redução do tamanho do lúmen faríngeo devida ao acúmulo de tecido adiposo na parede lateral da via aérea superior; diminuição da força muscular de proteção da via aérea superior devida a depósitos de gordura no músculo; e redução do tamanho da via aérea superior, secundária a obesidade central, na parede torácica e tração traqueal.

A OMS sugere que adultos com idade entre 18 e 64 anos devam fazer semanalmente pelo menos 150 minutos de atividade física aeróbica de intensidade moderada ou fazer pelo menos 75 minutos de atividade física aeróbica de intensidade elevada ou uma combinação equivalente de atividade física de ambas as intensidades. A prática de atividade física tem efeitos de proteção imunológica, metabólica e contra doenças cardiovasculares. Com relação aos efeitos do exercício físico sobre o sistema imune, destacam-se: aumento da mobilização e atividade antipatógenos das células *natural killer*, neutrófilos, macrófagos e células T. O sistema imune humano responde de forma distinta diante de uma única sessão de exercício físico intenso ou em relação a um treinamento físico sistematizado. Inicialmente, a aplicação de sobrecarga decorrente do exercício promove microtraumas musculares e consequentemente um efeito pró-inflamatório, em razão da leucocitose transitória e a supressão parcial da imunidade celular. Com o avanço do treinamento físico, seguindo-se protocolos apropriados, com volume e intensidade adequados, ocorre uma resposta adaptativa do organismo, reduzindo o quadro pró-inflamatório local e sistêmico e melhorando a expressão de fatores antioxidantes. O exercício físico é uma estratégia efetiva para restabelecer o equilíbrio do componente anti-inflamatório, prevenindo a inflamação excessiva e, no contexto da SARS-CoV-2, podendo prevenir a tempestade de citocinas pró-inflamatórias. Estudos mostraram que pacientes graves dessa doença tiveram redução na contagem de linfócitos, particularmente células CD4+ e CD8+, bem como aumento nos níveis das citocinas IL-6, IL-10 e TNF-alpha.[11] Mesmo pessoas com comorbidades devem continuar a realizar atividades físicas diariamente, respeitando-se as limitações físicas do corpo de cada indivíduo e mantendo o devido tratamento farmacológico prescrito e orientado pelo médico.

Saúde mental e sono

A saúde mental é um dos principais aspectos para a caracterização da qualidade de vida, sendo um conceito definido pela OMS como "um estado de bem-estar no qual um indivíduo percebe suas próprias habilidades, pode lidar com os estresses cotidianos, pode trabalhar produtivamente e é capaz de contribuir para sua comunidade" ou também a forma como a pessoa reage às exigências a que ela é exposta no cotidiano, diante dos desafios e mudanças que acontecem na vida, bem como o equilíbrio essencial para gerenciar as emoções positivas e negativas.

Evidentemente, as pessoas não reagiram de modo semelhante nem na mesma intensidade diante das medidas de restrição de convívio social decorrentes da pandemia. Contudo, independentemente da idade, o isolamento social alterou substancialmente a rotina comportamental de todos, com o fechamento das escolas, mudança da forma de trabalho (quando possível, foi substituído o trabalho presencial pelo *home-office*) e o lazer. Tudo isso comprometeu um pilar importantíssimo para a saúde mental: as relações sociais. Nesse sentido, houve uma explosão de sentimentos, como o medo, a solidão e a ansiedade em razão da experiência traumática associada à infecção pelo vírus ou à morte de familiares próximos. A rapidez com que os casos evoluíram para internação em unidades de terapia intensiva dos doentes com síndrome respiratória aguda grave decorrente de SARS-CoV-2 assustou toda a sociedade. Ainda, vale destacar o estresse, um sentimento que cresceu essencialmente pela preocupação com a saúde e pela dificuldade financeira das famílias. Esses sentimentos se aprofundaram significativamente quando faleceram os entes amados e queridos das famílias, que por vezes atuavam nos círculos familiares como pilares de sustentação emocional e financeira. O aumento da ansiedade pelo temor da morte se tornou generalizado na sociedade, principalmente devido ao grande número de casos de indivíduos que aguardavam vagas em unidades de saúde com suporte ventilatório e não puderam ser assistidos adequadamente por limitação do sistema de saúde, vindo a falecer pelo agravamento clínico da doença. Além disso, o estresse esteve aflorado nas famílias em que houve mortes de seus entes queridos em razão das complicações clínicas da doença, em um breve espaço de tempo, prejudicando inevitavelmente o ritual de despedida dos familiares e o processo individual de luto.[12]

Por causa da reclusão domiciliar, a rotina das pessoas ficou diferente. Com o amplo acesso a recursos tecnológicos, as pessoas ficaram mais tempo acordadas à noite, assistindo TV ou conectadas em redes sociais, retardando o horário habitual de dormir. No dia seguinte, por não ter compromissos profissionais fora de casa, muitas pessoas começaram a acordar mais tarde. Dessa forma, houve certa dessincronização do ritmo de sono com o ritmo circadiano. O somatório de todas essas experiências que vivenciamos culminou em prejuízos na qualidade de sono e de vida.

Os distúrbios de sono aumentam o risco para baixa autoestima, sintomas de ansiedade, depressão e distúrbio bipolar. Estima-se que entre 50% e 80%

dos pacientes com doenças mentais sofram de distúrbios de sono crônicos, enquanto esse percentual na população geral não supera os 20%. Um dos sinais de agravamento dos sinais clínicos de doenças mentais é o sono irregular devido à fragmentação do sono ou pelos horários variáveis em que o paciente dorme. Uma hipótese bastante considerada em estudos sobre sono e saúde mental é a de que a insônia não seja apenas uma consequência dos pacientes com depressão, mas também um dos fatores causadores, reforçando a bilateralidade entre o sono e a saúde mental. Ademais, em pacientes com distúrbio bipolar, o sono é considerado elemento importante nos estados de euforia e depressão. As características comportamentais do estado de euforia dificultam o adormecimento e o aprofundamento das fases do sono, facilitando o sono fragmentado, enquanto no estado de depressão o paciente dorme excessivamente. Assim, um bom cuidado com a saúde mental proporcionará um sono de qualidade.

Um estudo de revisão sistemática com base em 44 estudos e quase 70 mil participantes identificou que a pandemia afetou a saúde mental dos trabalhadores de saúde em hospitais. Os principais achados clínicos com maior prevalência foram: depressão, ansiedade, irritabilidade, estresse pós-traumático, insônia e esgotamento ocupacional. A exposição direta a pacientes com SARS-CoV-2 foi o fator de risco mais comum identificado para todos os desfechos de doença mental, exceto o esgotamento ocupacional.[13] Os profissionais da enfermagem, profissionais da linha de frente no combate da doença e os profissionais de saúde com baixo nível de suporte social e poucos anos de experiência foram aqueles com maior sobrecarga sobre sua saúde mental como um todo.

Além das sequelas físicas como fadiga ou fraqueza muscular e os transtornos de sono, os problemas de saúde mental podem ser observados também nos indivíduos em recuperação por SARS-CoV-2, mesmo até depois de meses após a infecção. Os sintomas de estresse pós-traumático, depressão ou ansiedade podem ser observados em indivíduos que se recuperaram recentemente da doença. O risco para ansiedade ou depressão foi substancialmente maior em pacientes que tiveram maior gravidade da doença. Essas foram as principais complicações psicológicas avaliadas seis meses após a infecção por SARS-CoV-2.[14]

Intervenções de melhora

Em tempos de pandemia, a restrição do convívio social, a alteração das rotinas profissionais e a insegurança financeira, entre outros fatores, colocaram à prova a saúde das pessoas, no seu sentido amplo. A busca de uma vida saudável envolve os aspectos físicos, mas também os aspectos psicológicos, em especial o bem-estar e a qualidade de vida. A princípio, a maior parte das pessoas pensava que as regras de isolamento social seriam vigentes por um período breve, no entanto perduraram por vários meses. A promoção da saúde por meio da atividade física, alimentação saudável e o uso de práticas que promovam bem-estar torna-se essencial para o controle das emoções, a redução dos níveis de estresse, a preservação da saúde mental e a melhora do sono.

No contexto do sono, diversas medidas podem ser realizadas antes de dormir, com o objetivo de ter um sono de melhor qualidade. Elas são conhecidas como higiene do sono e incluem: evitar o consumo de alimentos e/ou bebidas estimulantes nos horários próximos ao horário habitual de dormir; evitar o consumo de alimentos de difícil digestão ou em grandes quantidades próximo ao horário de dormir; manter o quarto de dormir escuro, silencioso e, se possível, com temperatura agradável; manter o hábito de dormir e acordar em horários similares todos os dias; evitar adormecer usando dispositivos eletrônicos e telas emissoras de luz, como televisão, computadores e celulares, bem como adormecer em locais que não seja a própria cama; somente ir para o quarto na hora de dormir; evitar fazer atividades físicas próximas ao horário habitual de dormir; evitar discutir ou até mesmo pensar nos problemas pessoais ou familiares antes de dormir.

A atividade física moderada ou intensa é uma ferramenta importante na redução do risco para o desenvolvimento de depressão e ansiedade e para a melhora da qualidade do sono, uma vez que o sedentarismo é um fator de risco independente para doenças mentais. Já se sabe que a resposta afetiva ao exercício físico é o melhor preditor para a adesão, ou seja, atividades que proporcionem satisfação, prazer e bem-estar podem garantir o estabelecimento da prática de atividades físicas como rotina na vida da pessoa. Mesmo que a atividade física seja feita em um espaço adaptado dentro de casa ou em um ambiente limitado, a identificação de uma modalidade que traga satisfação e a sua respectiva prática é essencial para se alcançar os benefícios da sua prática à saúde. Como consequência, o metabolismo estará sujeito a uma melhor saúde cardiovascular e menos propenso a doenças crônicas degenerativas como obesidade, hipertensão arterial e diabetes.

Associado ao sedentarismo está o comportamento de consumo de alimentos altamente calóricos, pobres em fibras e nutrientes. Para o melhor funcionamento do sistema imunológico, é fundamental um equilíbrio nutricional adequado. Uma nutrição deficitária pode prejudicar a defesa imune do organismo e está associada a maior suscetibilidade a infecções. Vários micronutrientes são essenciais para o sistema imunológico, particularmente as vitaminas A, C, D, E, B2, B6 e B12, ácido fólico, ferro, selênio e zinco, assim como os macronutrientes como o ácido graxo do tipo ômega 3 e os compostos bioativos como polifenóis. Diversos grupos de pesquisa demonstraram a capacidade de uma nutrição adequada e equilibrada em suprimir a liberação de citocinas pró-inflamatórias. Uma nutrição equilibrada é essencial para a redução do risco de desenvolvimento de doenças degenerativas crônicas. Na proporção correta, a dieta do Mediterrâneo é um bom exemplo de referência alimentar.[12] Ela é baseada no consumo de alimentos frescos e naturais, como peixes e frutos do mar, azeite e óleos vegetais, alimentos integrais, frutas e verduras, laticínios, leguminosas e, moderadamente, vinhos. Evita-se o consumo frequente de carnes vermelhas, carboidratos refinados e açúcar. Os vinhos são bebidas ricas em resveratrol e antocianinas, além de serem antioxidantes naturais, evitam a formação de agregados de colesterol nas paredes internas das artérias. Deve-se ter um cuidado especial com o excesso do consumo de álcool, que pode exacerbar a frequência de distúrbios mentais, prejudicando o tratamento clínico adequado. Além disso, a exposição diária ao sol, de 15 a 20 minutos, é essencial para a síntese de vitamina D. Por fim, estudos populacionais prospectivos em idosos mostraram que alimentos ricos em folato e filoquinona (vitamina K), especialmente as folhas verdes, têm um papel importante nas funções da memória e na proteção contra o declínio cognitivo. Ainda, o hábito de comer muito rápido é um comportamento, muitas vezes ansioso, que pode interferir na quantidade de alimentos e, consequentemente, no total de calorias ingeridas, em virtude do tempo necessário para a sinalização cerebral da saciedade, podendo, assim, levar à obesidade. Quando as principais refeições do dia são feitas de modo rápido, sem a mastigação adequada dos alimentos, há prejuízo no processo de digestão, e isso, por sua vez, pode potencialmente comprometer o sono.

Existe uma série de práticas integrativas e complementares (PICs) que vêm sendo utilizadas durante o período da pandemia com benefícios nos níveis de ansiedade, depressão e para os distúrbios de sono. Entre tantas opções de PICs, a prática de yoga, meditação, acupuntura, aromaterapia e o uso de ervas medicinais são algumas que mostraram melhoras no sono e na saúde mental geral.[15] A meditação *mindfulness* representa um conjunto de técnicas com foco na atenção e na percepção do corpo e da mente no momento atual, podendo utilizar a respiração como foco de atenção (âncora) e/ou a percepção corporal (*bodyscan*), entre outras estratégias. A prática auxilia no reconhecimento dos limites do próprio corpo e no respeito às sensações naturais às quais reagimos em relação a eventos externos, favorecendo a percepção e a regulação das emoções negativas, como medo, tristeza ou raiva. As intervenções por *mindfulness* podem auxiliar na redução da dor e da insônia, comuns em pacientes com sintomas de depressão e ansiedade. Ainda, essas técnicas podem ser consideradas ferramentas úteis na redução de comportamentos compulsivos. Em conjunto, todas essas terapias evidenciam a importância do acompanhamento médico do paciente com distúrbio de sono, objetivando o tratamento completo ou a redução de sua gravidade.

CONSIDERAÇÕES FINAIS

Em suma, a insônia e a apneia obstrutiva do sono são os distúrbios de sono com maior prevalência na população. Ambos os distúrbios podem comprometer substancialmente a qualidade de vida, afetando a saúde física e mental de modo imediato e, em longo prazo, aumentando o risco para o desenvolvimento de doenças crônicas e até o risco de mortalidade. Durante a pandemia da doença respiratória causada pelo vírus SARS-CoV-2, houve um aumento na prevalência e no número de queixas em relação ao sono empobrecido, assim como nos casos de ansiedade, estresse e *burnout*. A fim de reduzir a disseminação da doença, os governos por todo o mundo precisaram tomar medidas restritivas e, muitas vezes, impopulares, como a restrição de interação e convívio social, tanto em ambientes públicos quanto privados. O isolamento social trouxe uma série de consequências, com profundas alterações nos hábitos de vida, trabalho e lazer e, em conjunto com os sentimentos de instabilidade, medo e preocupação, afetando o sono e a qualidade de vida geral das pessoas. Adicionalmente, diversos aspectos importantes para a integridade humana, como a prática de atividade física, os hábitos alimentares, a sociabilização e o lazer foram comprometidos, trazendo consigo o aumento do sedentarismo, a piora no padrão alimentar e da saúde mental. Nesse contexto, algumas estratégias se destacaram como elementos de assistência à saúde mental, como a dedicação ou desenvolvimento de novas atividades ou *hobbies* e a prática de yoga, meditação, acupuntura ou outro modelo de autocuidado que auxilie na valorização individual e, por consequência, no manejo do estresse e da ansiedade. Independentemente dessas estratégias, é essencial que a população procure por assistência médica e/ou especializada quando identificar que não está conseguindo manejar o caso, seja no âmbito emocional ou em relação a algum comprometimento físico.

REFERÊNCIAS BIBLIOGRÁFICAS

1. HIRSHKOWITZ M, WHITON K, ALBERT SM, ALESSI C, BRUNI O, DON CARLOS L et al. National Sleep Foundation's sleep time duration recommendations: methodology and results summary. *Sleep Health* 2015;1: 40-3. Disponível em: https://doi.org/10.1016/J.SLEH.2014.12.010.
2. SANTOS-SILVA R, BITTENCOURT LRA, PIRES MLN, DE MELLO MT, TADDEI JA, BENEDITO-SILVA AA, et al. Increasing trends of sleep complaints in the city of Sao Paulo, Brazil. *Sleep Medicine* 2010; 11:520-4. Disponível em: https://doi.org/10.1016/J.SLEEP.2009.12.011.

3. CALEM M, BISLA J, BEGUM A, DEWEY M, BEBBINGTON PE, BRUGHA T, et al. Increased prevalence of insomnia and changes in hypnotics use in England over 15 years: analysis of the 1993, 2000, and 2007 National Psychiatric Morbidity Surveys. *Sleep* 2012; 35:377-84. Disponível em: https://doi.org/10.5665/SLEEP.1700.
4. BILLINGS ME, HALE L, JOHNSON DA. Physical and Social Environment Relationship With Sleep Health and Disorders. *Chest* 2020; 157:1304-12. Disponível em: https://doi.org/10.1016/J.CHEST.2019.12.002.
5. LUCENA L, POLESEL DN, POYARES D, BITTENCOURT L, ANDERSEN ML, TUFIK S et al. The association of insomnia and quality of life: Sao Paulo epidemiologic sleep study (EPISONO). *Sleep Health* 2020; 6:629-35. Disponível em: https://doi.org/10.1016/J.SLEH.2020.03.002.
6. CAPPUCCIO FP, MILLER MA. Sleep and Cardio-Metabolic Disease. *Curr Cardiol Rep* 2017;19. Disponível em: https://doi.org/10.1007/S11886-017-0916-0.
7. AMERICAN PSYCHIATRIC ASSOCIATION. Diagnostic and Statistical Manual of Mental Disorders: DSM-V. 2013. Disponível em: https://doi.org/10.1176/appi.books.9780890425596.744053.
8. TUFIK S, SANTOS-SILVA R, TADDEI JA, Bittencourt LRA. Obstructive sleep apnea syndrome in the Sao Paulo Epidemiologic Sleep Study. *Sleep Medicine* 2010; 11:441-6. Disponível em: https://doi.org/10.1016/J.SLEEP.2009.10.005.
9. POLESEL DN, HIROTSU C, NOZOE KT, BOIN AC, BITTENCOURT L, TUFIK S, et al. Waist circumference and postmenopause stages as the main associated factors for sleep apnea in women: a cross-sectional population-based study. *Menopause* 2015; 22:835-44. Disponível em: https://doi.org/10.1097/GME.0000000000000406.
10. FIORILLO A, GORWOOD P. The consequences of the COVID-19 pandemic on mental health and implications for clinical practice. *European Psychiatry* 2020; 63. Disponível em: https://doi.org/10.1192/J.EURPSY.2020.35.
11. CRISAFULLI A, PAGLIARO P. Physical activity/inactivity and COVID-19. *European Journal of Preventive Cardiology* 2022; 28:e24-6. Disponível em: https://doi.org/10.1177/2047487320927597.
12. CUMINALE N. *Guia de saúde mental pós-pandemia no Brasil*. 2022. Disponível em: http://biblioteca.cofen.gov.br/wp-content/uploads/2020/12/Guia-de-saude-mental-pos-pandemia-no-Brasil.pdf.
13. SZCZEŚNIAK D, GŁADKA A, MISIAK B, CYRAN A, RYMASZEWSKA J. The SARS-CoV-2 and mental health: From biological mechanisms to social consequences. *Prog Neuropsychopharmacol Biol Psychiatry* 2021;104. Disponível em: https://doi.org/10.1016/J.PNPBP.2020.110046.
14. HUANG C, HUANG L, WANG Y, LI X, REN L, GU X, et al. 6-month consequences of COVID-19 in patients discharged from hospital: a cohort study. *The Lancet* 2021; 397:220-32. Disponível em: https://doi.org/10.1016/S0140-6736(20)32656-8/ATTACHMENT/2A67FD00-0525-4528-B4ED-944C31313F8C/MMC1.PDF.
15. PORTELLA CFS, GHELMAN R, ABDALA CVM, SCHVEITZER MC. Evidence map on the contributions of traditional, complementary and integrative medicines for health care in times of COVID-19. *Integr Med Res* 2020; 9:100473. Disponível em: https://doi.org/10.1016/J.IMR.2020.100473.

Seção II

Desafios nas instituições

01

EAD: ganhos e perdas

Sandra Oyafuso Kina
Marcia Cristina da Cruz Mecone
Bárbara Barrionuevo Bonini
Ricardo Padovani Sanches

"Ensinar não é transferir conhecimento, mas criar as possibilidades para a sua própria produção ou a sua construção."
(Paulo Freire)

O termo "EAD" não é algo novo nos diferentes cenários educacionais, e, como já sabido, remete a várias possibilidades de uso em atividades e situações educativas, seja no ensino formal e/ou em espaços de aprendizagem informal, tendo ganhado nas últimas décadas cada vez mais associação às ações de educar e aprender no universo digital (*on-line*).

Apesar de a sigla EAD caracterizar espaços de ensino-aprendizagem em que docentes e aprendizes não estejam necessariamente no mesmo espaço e tempo, ela deve ser uma modalidade planejada por um corpo institucional que se utiliza de diversas ferramentas de tecnologia e comunicação para oferecer atividades educacionais.[1]

Dentro da diversidade apontada, o EAD adquiriu algumas "apresentações" que hoje soam mais familiares, como: ensino remoto, aprendizagem *on-line*, ensino digital, educação *on-line*, síncrono, assíncrono, híbrido, entre outros. Mais precisamente em meados de 2020, com o advento da pandemia da covid-19, o termo ensino remoto de emergência foi cunhado, uma vez que o ensino *on-line* ou digital precisou ser realizado em quase todas as instituições de ensino em diversos países do mundo, numa tentativa de suprir a falta do ensino presencial. O termo foi instituído por pesquisadores para diferenciar a adaptação emergencial do ensino, realizada em virtude das restrições impostas pela pandemia, e a educação *on-line* de alta qualidade, uma vez que a adaptação de emergência não seguiu, necessariamente, as premissas do modelo *on-line* efetivo.[2]

O que realmente significou cada uma dessa premissas para a experiência das instituições, dos docentes e dos alunos que tiveram que se reinventar e se adaptar a duras penas sem a capacitação necessária e, muitas vezes, sem a estrutura adequada? Como essa diversidade social e estrutural impactou cada um desses atores? Essa modalidade atende a individualidade de cada envolvido no processo de ensino-aprendizagem? Como as instituições envolvidas com a educação estão se organizando para esse desafio?

Não é objetivo deste capítulo aprofundar a complexidade histórica, política, social e educacional que envolve essa modalidade de ensino, até porque se trata de uma pauta de discussão bastante avançada e talvez até superada quando se trata da importância do EAD no cenário educacional. Nosso objetivo neste capítulo é discutir e problematizar alguns avanços e potenciais perdas relacionadas ao EAD no cenário da pandemia da covid-19 que, de maneira brusca, nos impôs novas necessidades e novos olhares para práticas que ainda tentavam ganhar espaço em um contexto de resistências, desconhecimento, tabus e muitos preconceitos.

Com a imposição e urgência de repensar e refazer sem, contudo, a oportunidade de planejamento e tempo hábil, os últimos dois anos talvez tenham sido os mais desafiadores para diversos segmentos, e a educação certamente foi um deles. Sabe-se que experiências de aprendizado, sejam elas digitais e/ou presenciais, quando pedagogicamente bem planejadas, diferem muito de atividades preparadas para serem oferecidas *on-line* de maneira emergencial para suprir uma crise, como foi o caso da pandemia da covid-19. Talvez este seja o maior entre os diversos desafios a serem enfrentados pelas instituições de ensino: compreender e diferenciar os resultados de aprendizagem do ensino remoto emergencial oferecido durante o período mais crítico da pandemia. Vale ressaltar que tais resultados dependem de algumas variáveis, entre elas os aspectos socioemocionais envolvidos.[2]

Com base na experiência mundialmente recém-vivenciada e ainda sem tempo para uma análise apropriada do que realmente significou esse momento para o ensino e a aprendizagem, as instituições urgem de um momento para refletir sobre alguns aspectos e repensar os próximos passos quando o tema versa, agora, sobre a educação não mais exclusivamente presencial. Sabe-se que o impacto do isolamento social engloba também – e principalmente em virtude da restrição do convívio – a saúde mental das pessoas.

As instituições de ensino têm pela frente um desafio complexo no desenvolvimento de práticas metodológicas digitais que propiciem o desempenho social dos alunos, além de formação técnica. Nesse sentido, como garantir tais premissas em um cenário já cerceado pelas possibilidades de convívio?

Diante dessas provocações, outras problemáticas se instalam para que novos desafios sejam enfrentados: qual a maturidade das instituições de ensino e dos alunos construídos durante a educação exclusivamente oferecida na modalidade digital? O que tem sido debatido e aperfeiçoado a partir dessas modificações? Como avaliar a aprendizagem? Como garantir e avaliar os aspectos socioeducacionais envolvidos na educação digital? Qual o melhor modelo e/ou método de ensino para, se não vencer, pelo menos acompanhar os desafios da contemporaneidade do ensino digital?

Como se dá a transformação do ensino, sobretudo o impacto do educar na era digital? O que nos desafiou ou desafia, o que aprendemos com essa experiência, e o que podemos aprender com a realocação abrupta da educação presencial, dado que muitas instituições de ensino optaram por interromper as aulas presenciais? Como essas transformações nos afetaram e nos afetam enquanto instituições de ensino, em especial, e enquanto alunos imersos nesse novo modelo? Quais competências são necessárias para repensar o futuro da educação pós-pandemia?

UM OLHAR RETROSPECTIVO

A EAD até então era tradicionalmente vista como um caminho alternativo, em especial para ensino de adultos que, em função da necessidade de flexibilidade de tempo e espaço, buscavam essa modalidade para concluir uma graduação, por exemplo.

Há pouco mais de dois anos, o mundo experimentava uma das maiores crises sanitárias que, consequentemente, abalou todas as esferas da vida cotidiana. Atividades diversas, em maior ou menor grau de criticidade, foram interrompidas, remodeladas e/ou adaptadas de modo a enfrentar uma emergência de saúde pública para a qual nem os países desenvolvidos estavam preparados.

Docentes e estudantes de todos os níveis de ensino foram forçados a se adaptarem rapidamente ao aprendizado *on-line*. O que se percebe atualmente é que o impacto dessa transformação e os esforços ministrados para fazê-la acontecer podem mudar para sempre a maneira como a educação é aplicada.

No âmbito do ensino em saúde não foi diferente. Os cursos de graduação em saúde no Brasil seguem a legislação vigente, a portaria Nº 2.117, de 6 de dezembro de 2019, que autoriza até 40% da carga horária ministrada a distância por meio de tecnologia digital. Mesmo com esse percentual disponível e regulamentado para a modalidade não presencial, antes da pandemia era notório a insegurança acerca da formação a distância dos egressos dos cursos em saúde por parte de docentes, estudantes e do próprio mercado de trabalho.[3]

Cabe ressaltar que, com o advento da pandemia em função do isolamento social, o ministério da educação, por meio da portaria Nº 343, de 17 de março de 2020, liberou por tempo indeterminado o ensino remoto para todos os cursos de graduação.[4] Essa portaria vigorou até janeiro de 2022, quando o Conselho Nacional de Educação determinou que o retorno ao ensino presencial deveria ser prioridade em todo o território nacional, em decorrência dos déficits no aprendizado observados após a instituição do ensino *on-line* de emergência, ensino este que, cabe ressaltar, apresentou consequências importantes para o desenvolvimento dos alunos e não atingiu, em especial, as populações mais vulneráveis.[5,6,7]

GANHOS NO ENSINO EM SAÚDE

O ensino digital em saúde já tinha vivenciado, nas últimas décadas, alguns desafios para se consagrar no universo do aprendizado *on-line* e aos poucos, apesar de algumas resistências por parte dos atores supracitados, já vinha ganhando espaço no âmbito da educação formal e também nas ações educativas nos espaços de capacitação e desenvolvimento no trabalho. Com a pandemia, esse alcance tornou possível a adoção cada vez mais necessária dessa modalidade, o que demandou, por exemplo, novas oportunidades de postos de trabalho para profissionais da saúde no âmbito da educação, como o designer educacional e/ou instrucional para o planejamento, elaboração e implementação de cursos na modalidade *on-line*, haja vista que o ensino digital tem suas particularidades, em comparação com o ensino presencial, que precisam ser consideradas.

Os objetos educacionais para estudantes e/ou profissionais adultos precisam promover engajamento e ressignificar aspectos teóricos à luz de situações e desafios da prática. Com essa necessidade imposta, a interdisciplinaridade entre profissionais de saúde, comunicação e educação vem se tornando cada vez mais imprescindível para a construção qualificada de uma experiência de aprendizado concreta, fato que foi acelerado pelo cenário epidemiológico da covid-19.

Juntos a essa amplitude do desenvolvimento de objetos educacionais mais direcionados ao ensino *on-line* em saúde, também é possível observar outros ganhos, tais como estratégias e atividades mais variadas. O planejamento com base em aspectos pedagógicos e metodológicos permite um desenho instrucional mais duradouro e, assim, maior uniformidade na elaboração de aulas conforme objetivos e competências a serem desenvolvidas. Essa é uma necessidade que ampliou a criticidade dos docentes para pensar em metodologias mais ativas, envolventes e que realmente promovessem a participação, a colaboração e, consequentemente, o aprendizado.

Outro aspecto muito considerado tem sido a importância do tempo de aprendizagem e também o tempo para permanecer conectado, algo que ainda é um desafio para o ensino remoto, por exemplo. Nesse sentido, a diversidade de objetos educacionais e momentos síncronos e assíncronos na contagem de carga horária constituem um diferencial para o aproveitamento e para se evitar a fadiga e sobrecarga cognitiva.

A exposição dos estudantes à variabilidade de mídias e recursos digitais, sobretudo no primeiro ano da pandemia, desencadeou uma necessidade latente de ressignificar a modelagem com a inserção de metodologias diferenciadas e que têm como enfoque o protagonismo do aluno. As exigências e a criticidade sobre a forma de ensinar e aprender têm desencadeado um processo de avaliação contínua e o repensar das estratégias, o que é muito positivo, sobretudo nas ações educativas em saúde. Nesse sentido, é mais uma oportunidade de troca e problematização das práticas, ou seja: como os conteúdos e as estratégias podem ser revisitadas a fim de promover maior engajamento, maior inter-relação com a prática e, consequentemente, tornar os estudantes mais críticos e reflexivos? Esse questionamento, por exemplo, refere-se a um desafio que antecede a pandemia e deve permanecer no horizonte dos educadores por muito tempo.

Repensar constantemente o "futuro da educação" dentro de um processo institucional sistemático permite explorar e aplicar os princípios psicológicos da aprendizagem humana à criação de soluções instrucionais mais eficazes. Esse conhecimento desencadeia uma necessidade de considerar quais métodos (e seus ambientes de aprendizagem correspondentes) envolveriam efetivamente os alunos para atingir o objetivo pretendido e o alcance dos resultados de aprendizagem.

A pandemia permitiu que docentes e alunos do ensino presencial vivenciassem o ensino remoto, e tal experiência pode ser um divisor de águas ao imaginar o "EAD assíncrono e conteudista" praticado antes da pandemia.[8]

Ainda no que diz respeito ao "futuro da educação", também é possível destacar a contribuição, apesar de ainda não acessível para muitos, das mídias imersivas, tendo como principal representante a Realidade Virtual (RV), mas também sem deixar de fora a Realidade Aumentada (RA), a Virtualidade Aumentada (VA), a Realidade Misturada (RM) e os Metaversos (MV), estes últimos em especial uma particularidade da RV. Essas tecnologias têm em comum a finalidade de proporcionar uma experiência imersiva aos estudantes por meio da sensação de ser transportado a uma realidade sintética.[9]

Nas atividades educacionais em saúde, essas mídias têm a capacidade de simular realidades da prática que até então eram restritas à simulação realística presencial e/ou à telessimulação. Apesar de benéficas para atividades educacionais, as mídias, independentemente de imersivas ou não, devem atender prioritariamente aos objetivos e/ou intencionalidades de aprendizagem, considerando-se as condições e contexto do público-alvo; portanto, a avaliação sobre a aplicabilidade das mídias é soberana, sobretudo quando há restrição do público ao acesso à realidade, ou seja, a aprendizagem no mundo físico.[9] Nesse sentido, destacam-se a compreensão das tecnologias, a indicação pedagógica e os aspectos conceituais envolvidos. Também é interessante ter no planejamento o potencial para o público envolvido e as limitações estruturais e da própria tecnologia.

Até 2020, o objetivo principal do ensino *on-line* era fornecer acesso à instrução para aqueles que, de outra forma, não poderiam participar de um programa acadêmico presencial. É possível observar que esse objetivo primário mudou, e a intenção desde o início da pandemia é apoiar a continuidade das ações educacionais. Para isso, deve-se considerar que o público e todo o ecossistema de aprendizado mudaram. A maioria das pessoas não querem mais estar no contexto presencial, a menos que seja obrigatório e/ou necessário.[10]

Torna-se mandatório avaliar quais aspectos do ensino remoto emergencial permanecerão na próxima geração de educação, quando a ameaça da covid-19 não for mais um fator determinante. O ensino *on-line*, certamente, encontrará cada vez mais novos públicos, e também novos desafios para as instituições.[10]

PERDAS OU POSSIBILIDADE DE REINVENÇÕES?

Com a pandemia, as abordagens instrucionais tiveram um caráter apressado e forçado, ou seja, não havia escolha. Nesse sentido, um dos aspectos mais comprometidos talvez tenha sido o convívio social, os momentos "fora da sala de aula". A trajetória de aprendizado durante a vida é formada pelo conhecimento do mundo com o qual interagimos e compartilhamos nossos sentimentos. É por meio dessa interação social que são ampliadas as consequências, as perspectivas e as possibilidades. O convívio social é imperativo no desenvolvimento do ser humano.[8]

Enquanto o cerceamento da convivência social ficou comprometida, os docentes se viram desafiados a se tornarem aprendizes conectados e ativos. Outras metodologias de ensino já conhecidas, como a aprendizagem colaborativa, tiveram que ser adaptadas a estratégias que pudessem ser ofertadas no ensino *on-line*. A interação é importante para a aprendizagem, mas as interações forçadas entre os alunos não são motivadoras nem benéficas.[10] Nessa perspectiva, o ensino *on-line* tem despertado alguns "sinais e sintomas" que já eram apresentados no presencial, mas que no EAD até então não eram contemplados, tais como: o silêncio (passividade) dos estudantes durante a aula em detrimento da falta de estratégias estruturadas de aprendizagem, a falta de planejamento para promover o protagonismo do aluno e, consequentemente, uma avaliação formativa do aprendizado.

São muitos os desafios para vencer "as perdas" desse processo de adaptação no ensino. O que resta é compreender como elas podem impulsionar um ensino a distância que realmente promova o aprendizado, em vez de simplesmente ignorá-lo e, assim, substituí-lo pelo ensino presencial. Algumas perguntas podem nortear a busca por esse entendimento. Como o ensino *on-line* pode ser um catalisador das interações na sala de aula digital, na promoção do engajamento do aluno por meio da convivência social? Qual o papel institucional? Qual o papel do corpo docente? Como envolver os alunos e docentes nesse desafio de repensar a formação e buscar alternativas de ensino e aprendizagem, sobretudo no ensino em saúde no que diz respeito ao desenvolvimento de habilidades práticas?

Muitos são os desafios, mas os estudos têm mostrado que as perspectivas são promissoras. A pandemia da covid-19 e suas consequências, sobretudo psicológicas em virtude do isolamento social, têm mostrado que a educação exerce um grande papel no âmbito da dialogicidade, da discussão e da interação. O que se vê como "perdas" talvez em outra perspectiva sejam oportunidades. Cabe ao corpo docente institucional compreender a complementaridade entre setores de educação, tecnologia e saúde. Essa totalidade permite um enfrentamento estruturado e sistematizado do problema, e essa busca precisa ser ampliada e compreendida a partir das relações sociais, da política institucional, do perfil do público-alvo, do contexto e das competências pensadas para os egressos.

O objetivo deste capítulo não foi explorar de forma exaustiva o tema das perdas e danos; a intenção soberana aqui foi problematizar alguns aspectos que, no período mais "conturbado" da pandemia, afetaram o ensino. Após esse momento, o que é possível concluir? O que é preciso modificar? O que precisa permanecer? O que facilitou? O que prejudicou a sustentação das práticas, sobretudo para o ensino em saúde?

REFERÊNCIAS BIBLIOGRÁFICAS

1. MATTAR, J. Educação a distância, ensino remoto emergencial e blended learning: metodologias e práticas. In. Mattar J (org.). Educação a distância pós-pandemia: uma visão do futuro. São Paulo: Artesanato Educacional, 2022 [acesso em 27/04/2022]. Disponível em: http://abed.org.br/arquivos/Educacao_a_Distancia_pos-pandemia_27ciaed.pdf
2. HODGES C, MOORE S, LOCKEE B, TRUST T, BOND A. A diferença entre ensino remoto de emergência e aprendizado online. 2020 mar 27 [acesso em 27/04/2022]. In: EDUCASE Review . n/c: EDUCASE; 2022. Disponível em: https://er.educause.edu/articles/2020/3/the-difference-between-emergency-remote-teaching-and-online-learning
3. Brasil. Portaria nº 2.117 de 6 de dezembro de 2019. Dispõe sobre a oferta de carga horária na modalidade de Ensino a Distância– EaD em cursos de graduação presenciais ofertados por Instituições de Educação Superior– IES pertencentes ao Sistema Federal de Ensino. Brasília: Ministério da Educação; 2019 [acesso em 27/04/2022]. Disponível em: https://www.in.gov.br/en/web/dou/-/portaria-n-2.117-de-6-de-dezembro-de-2019-232670913
4. Brasil. Portaria nº 343, de 17 de março de 2020.Dispõe sobre a substituição das aulas presenciais por aulas em meios digitais enquanto durar a situação de pandemia do Novo Coronavírus– CO-

VID-19. Brasília: Ministério da Educação; 2020 [acesso em 27/04/2022]. Disponível em:https://www.in.gov.br/en/web/dou/-/portaria-n-343-de-17-de-marco-de-2020-248564376

5. Conselho Nacional de Educação. Nota de Esclarecimento. Brasília: CNE; 2022 jan 27 [acesso em 04/05/ 2022]. Disponível em: http://portal.mec.gov.br/docman/dezembro-2021-pdf/232651-nota--de-esclarecimento-covid-19-2022/file
6. CAMACHO ACLF, FULY P DOS SC, SANTOS MLSC DOS, MENEZES HF DE. Students in social vulnerability in distance education disciplines in times of COVID-19. RSD. 2020 [acesso em 04/05/2022];9(7): e275973979. Disponível em: https://doi.org/10.33448/rsd-v9i7.3979
7. SOUZA GHS DE, JARDIM WS, MARQUES YB, LOPES JUNIOR G, Santos APS dos, Liberato L de P. Emergency Remote Education (ERE): An empirical study on Educational Capabilities and Teaching Expectations during the COVID-19 Pandemic. RSD. 2021 [acesso em 04/05/2022];10(1):e37510111904. Disponível em: https://doi.org/10.33448/rsd-v10i1.11904
8. MATTAR J. Educação a Distância, Ensino Remoto Emergencial e Blended Learning. Metodologias e práticas. In: Mattar J (org.). Educação a distância pós-pandemia. São Paulo: Artesanato Educacional; 2022 [acesso em 27/04/2022]. p. 9-17. Disponível em: http://abed.org.br/arquivos/Educacao_a_Distancia_pos-pandemia_27ciaed.pdf
9. TORI R. Metavresos, Realidade Virtual e Realidade Aumentada em EAD Pós-pandemia. In: Mattar J (org.). Educação a distância pós-pandemia. São Paulo: Artesanato Educacional; 2022 [acesso em 27/04/2022]. p. 88-113. Disponível em: http://abed.org.br/arquivos/Educacao_a_Distancia_pos--pandemia_27ciaed.pdf
10. LOCKEE BB. Online education in the post-COVID era. Nat Electron2021 [acesso em 27/04/2022];4:5-6. Disponível em: https://doi.org/10.1038/s41928-020-00534-0 doi: 10.1038/s41928-020-00534-0

02

Saúde mental na infância e na adolescência em tempos de isolamento social

Andressa Bianchi Gumier
Maria Cecília Barbosa Vieira de Almeida Villela

"E há que se cuidar do broto
Pra que a vida nos dê flor e fruto"
(Milton Nascimento)

Iniciaremos este texto com algumas reflexões que abordaremos ao longo de todo o capítulo relacionadas à pandemia de covid-19 e sobre como as medidas adotadas para o enfrentamento da doença podem ter impactado na saúde emocional e mental de crianças e adolescentes durante esse período. Reflexões como: de que forma o distanciamento e o isolamento social afetaram e ainda afetam a saúde emocional de crianças e adolescentes? O quanto eles se perceberam isolados de seus familiares e pares e como isso repercutiu em suas emoções? Como o isolamento social, o uso de máscaras e a permanência em casa impactaram no desenvolvimento das crianças? Essas são algumas perguntas que diferentes estudos têm tentado responder e que, ao longo deste capítulo, tentaremos elucidar. Nosso objetivo é discorrer sobre o tema da saúde mental na infância e na adolescência em tempos de isolamento. Queremos refletir e tentar ampliar nossa compreensão sobre tudo o que foi vivenciado ao longo desses mais de dois anos de distanciamento social. Nossa reflexão não tem a pretensão de se esgotar o tema, mas, sim, de trazer um pouco do conhecimento que já foi produzido nesse período e deixar em aberto questões que ainda serão mais bem investigadas.

IMPACTOS DO ISOLAMENTO SOCIAL: ALGUNS DADOS DA LITERATURA ATUAL

Apesar de necessárias para o enfrentamento da pandemia, como ferramentas de controle da contaminação populacional e da disseminação do vírus, é importante ressaltar que as medidas de distanciamento e de isolamento social podem trazer impactos importantes nas atividades do cotidiano e podem ter implicâncias na saúde mental dos indivíduos. Rotinas familiares tiveram que ser adaptadas com a presença da criança e do adolescente em tempo integral em casa, havendo a necessidade da supervisão de algum responsável por seus cuidados e pelo atendimento de suas necessidades, tanto físicas quanto emocionais e educacionais, já que os estudos passaram a ser realizados de maneira remota. Infelizmente, todas essas mudanças trouxeram situações que fugiram do ideal para o momento, por exemplo os casos de irmãos mais velhos assumindo a responsabilidade pelos mais novos e como o caso de uma mãe que chegou ao ambulatório de psiquiatria infantil bastante preocupada com o seu filho em idade de alfabetização e que vinha recebendo apostilas para estudar em casa, mas não conseguia avançar em seu aprendizado pois os pais, únicos adultos que moravam com a criança, eram analfabetos.

Os efeitos adversos do isolamento, como o fechamento de escolas, a interrupção de diferentes atividades, incluindo atividades físicas e as atividades de interação social, podem ser fatores de grande vulnerabilidade para os indivíduos. Somando-se a todos esses fatores, não podemos nos esquecer das próprias necessidades emocionais dos adultos que exercem/exerciam esses cuidados diários, adultos estes que, agora, não podiam mais contar com redes de apoio e suporte que tinham antes, como as escolas, a família extensa e outros ambientes dos quais as crianças e os adolescentes faziam parte. Além disso, não podemos deixar de mencionar toda a preocupação em torno da doença, como uma possível contaminação e morte, e a insegurança financeira gerada por modificações no contexto do trabalho, com o fechamento de estabelecimentos, alterações de jornadas presenciais para jornadas *on-line*, perdas de emprego, redução do poder de compra de grande parte da população, entre outras consequências econômicas decorrentes de todas essas mudanças que o momento exigia. Serviços de cuidados de saúde não emergenciais tiveram seus funcionamentos pausados/reduzidos e até mesmo serviços de proteção à criança se tornaram momentaneamente menos acessíveis. Além disso, as atividades de lazer foram limitadas. As crianças não tinham permissão para usar os *playgrounds* e praças regulares, e as atividades de grupos sociais passaram a ser proibidas e os clubes esportivos fechados.[1] Em meio a todo esse cenário uma dúvida que vem a nossa cabeça é: como as famílias ficaram emocionalmente?

Por se tratar de uma situação adversa e por ser uma fonte causadora de estresse em que cada família pode ter sido afetada de maneiras diferentes, reflexões e estudos se fazem necessários com vistas a identificar os impactos da pandemia em curto, médio e longo prazo na saúde emocional dos indivíduos, de forma que medidas de saúde pública sejam propostas com o objetivo de minimizar os prejuízos decorrentes de todo esse período de distanciamento e isolamento social.

Desde a fase inicial da pandemia, alguns fatores de risco já eram identificados para a saúde mental de crianças e adolescentes, como o próprio isolamento social, a falta de contato com os pares e com as atividades de lazer, a recessão econômica, o aumento da violência doméstica e o maior risco de transtornos mentais nos pais. Contudo, ao mesmo tempo, algumas consequências benéficas também estavam sendo identificadas, como o fortalecimento do senso de comunidade e uma maior coesão entre os membros da família, bem como a redução de estressores externos (p. ex., o b*ullying*) e a possibilidade de crescimento e desenvolvimento pessoal.[1]

Em revisão sistemática da literatura que abordou os efeitos do isolamento social no desenvolvimento de crianças e adolescentes, tanto em médio quanto em longo prazo, dados de estudos observacionais retrospectivos e prospectivos, sem delimitação temporal, foram avaliados[2] – ou seja, estudos de diferentes países e de diferentes momentos históricos em que medidas de isolamento social foram adotadas foram considerados na avaliação com o intuito de verificar os efeitos dessas medidas no desenvolvimento de crianças e adolescentes. O que pôde ser observado a partir da revisão é que tais medidas impactaram áreas psicossociais, áreas de saúde em geral, áreas do eixo hipotálamo-hipófise-adrenal e áreas do desenvolvimento cognitivo e social de crianças e adolescentes.[2]

Em termos psicossociais, crianças e adolescentes que vivenciaram experiências de isolamento social apresentaram maiores índices de ansiedade, tristeza, depressão e culpa. Além disso, o sentimento de solidão foi um forte preditor de sintomas depressivos, e crianças e adolescentes que passaram por isolamento social ou quarentena foram 30% mais propensas a apresentar sintomas de transtorno de estresse pós-traumático em relação a quem não passou por essa experiência. Analisando-se a saúde de forma geral, alguns estudos da revisão apontaram que crianças com um alto nível de isolamento social tinham maior chance de se tornarem adultos deprimidos, com alto risco de inflamação cardíaca e doenças metabólicas como obesidade, hipertensão, entre outras. Crianças isoladas também apresentaram taxas mais acentuadas do hormônio cortisol (produzido em resposta ao estresse) do que crianças com convívio social normal. Sobre o desenvolvimento cognitivo, observou-se que crianças socialmente isoladas apresentaram escores mais baixos de coeficiente de inteligência em comparação com crianças da mesma idade não isoladas.[2] Outro dado importante observado no estudo de Deoni et al.[3] é que, em comparação com crianças nascidas durante a década anterior, as nascidas durante os primeiros meses de pandemia da covid-19 apresentaram performance verbal, motora e cognitiva geral inferiores, e os indivíduos do sexo masculino se mostraram mais afetados.

Corroborando alguns dos dados citados, a revisão realizada por Panchal et al.[4] para analisar os efeitos do distanciamento social na saúde mental de crianças e adolescentes e os fatores de risco e de proteção para o desenvolvimento de diferentes resultados, verificou-se que tanto a ansiedade quanto a depressão foram os transtornos que tiveram maior aumento durante o *lockdown*, com a ansiedade sendo relatada em 57,4% dos estudos analisados e a depressão em 39,3% dos estudos. Sentimentos de raiva e de irritabilidade também foram resultados comuns em crianças e adolescentes, variando de 30,0% a 51,3% e de 16,7% a 73,2%, respectivamente. Sintomas do transtorno do déficit de atenção e hiperatividade (TDAH) também foram frequentemente relatados (19,7%) e as dificuldades de concentração variaram de 55,9% a 76,6% em crianças e adolescentes expostos ao bloqueio. As dificuldades de hiperatividade/desatenção aumentaram durante o confinamento ($p < 0,001$). Além dos sintomas relatados, 20% das crianças e 55,6% dos adolescentes apresentaram dificuldades para dormir.[4]

Alguns fatores de risco para a ansiedade foram: falta de rotina, ser do sexo feminino, estar na adolescência, a exposição excessiva a informações relacionadas a covid-19 e encaminhamento prévio para tratamento psiquiátrico. Já para a depressão, fatores de risco comuns foram: ser do sexo feminino, ser adolescente, uma alta quantidade de casos de covid-19 na região e ter um parente com trabalho na linha de frente de enfrentamento à covid-19. Tanto para a ansiedade quanto para a depressão, uma maior exposição a mídias sociais foi considerada um fator de risco para o aumento dos sintomas ansiosos e depressivos.[4]

Sobre esse último aspecto citado (a maior exposição a mídias sociais), o aumento do tempo de exposição às telas durante o período de pandemia, inclusive pelo implemento das aulas *on-line*, é um ponto importante a ser considerado. Há um consenso entre as autoridades de saúde de que o tempo excessivo de tela tem um impacto adverso no desenvolvimento infantil. O aumento da exposição à mídia na tela é associado a problemas na aquisição de habilidades, de linguagem, aprendizagem e comportamento. As crianças aprendem por meio da interação com o mundo, e as telas não fornecem experiências tão ricas quanto elas precisam. Além disso, existe também um maior risco de exposição a conteúdo inadequado.[5,6]

Alguns dados importantes se referem aos fatores de proteção que contribuíram para uma melhora na saúde mental de crianças e adolescentes durante o período de *lockdown*. Algumas crianças se sentiam seguras, relaxadas e felizes quando estavam com as suas famílias, e 58% relataram ficar felizes por passarem mais tempo com elas. Uma comunicação positiva entre pais e filhos foi associada a um relacionamento mais saudável entre ambos. Ter uma rotina foi associada a menos sintomas de depressão e a melhores condições de saúde mental em adolescentes, e as conversas entre pais e filhos foram considerados mediadores tanto dos sintomas de ansiedade quanto de depressão. A frequência das conversas entre pais e filhos foi positivamente correlacionada com a satisfação de vida atual. Além de todos esses fatores citados, a brincadeira também foi um fator de proteção para a saúde mental de crianças.[4]

A literatura aponta que um alto nível de estresse tem sido experimentado como resultado da pandemia de covid-19 e que, dependendo do ambiente em que a criança está inserida, esse estresse pode ser tolerável ou tóxico, de acordo com o tipo de apoio que ela recebe de seus pais ou cuidadores. Com cuidados que proporcionem às crianças sensações de segurança e afeto, o corpo da criança se reorganiza bioquimicamente e retorna a níveis de funcionamento fisiológico saudáveis.[7]

Uma preocupação comum entre os especialistas é que o estresse econômico associado às medidas de isolamento social constituam uma combinação de risco para a violência contra crianças durante o período da pandemia, visto que crises econômicas podem influenciar no bem-estar e na saúde mental dos indivíduos e que a restrição ao acesso de sistemas de apoio e de proteção pode favorecer a manutenção de maus-tratos infantis. Dados obtidos a partir de uma revisão de literatura na área apontam para contrastes nos diferentes estudos avaliados. Por um lado, dados oficiais de maus-tratos na infância tiveram uma redução geral durante o período de pandemia e, por outro lado, estudos que utilizaram outras ferramentas de coleta de dados apontaram para um aumento da violência contra crianças nesse período. Apesar dos contrastes, um consenso no campo é de que os níveis de maus-tratos na infância podem realmente ser mais altos do que aqueles indicados pelos relatórios.[8]

Como podemos observar a partir dos estudos analisados, diferentes aspectos têm sido investigados desde o começo da pandemia. Um outro ponto importante e que foi clareado a partir da revisão sistemática e metanálise conduzida por Panda et al.[9] relaciona-se a, além de identificar os impactos da pandemia de covid-19 na saúde mental de crianças e adolescentes, verificar os impactos na saúde mental dos cuidadores e explorar melhor os impactos na saúde mental de crianças com transtornos do neurodesenvolvimento. Em relação aos cuidadores, foi observado um aumento no índice de ansiedade e de depressão durante o isolamento. Pais de crianças autistas relataram que esse foi um período desafiador e que sentiram dificuldades na gestão de atividades dos filhos, notando também que algumas crianças apresentaram uma maior intensidade e frequência de problemas comportamentais.[9] Pais de crianças com TDAH relataram que, apesar de o período ter sido uma montanha-russa emocional para as crianças e de que problemas com o sono, agressividade e atitudes de oposição terem se manifestado, eles ficaram mais conscientes das dificuldades apresentadas pelos filhos a partir do confinamento em casa[9] e este é um ponto construtivo e que nos leva a reflexões de como uma rotina atribulada, cheia de compromissos e obrigações, tanto dos pais quanto dos filhos, muitas vezes pode levá-los a um distanciamento dentro dessa relação, promovendo um desconhecimento "do outro", uma situação em que não se sabe quais são as reais necessidades que aquele filho apresenta.

O QUE FICOU PARA NÓS?

A experiência do isolamento social suscitou questionamentos importantes a respeito de como temos tratado nossas crianças e adolescentes, do tempo que temos dedicado no fortalecimento da relação com nossos filhos e da qualidade do vínculo que estamos construindo com eles. Tudo isso, claro, não pode ser avaliado de forma simplista e é preciso considerar todo o contexto cultural e socioeconômico que cada família está inserida, pois tudo isso trará implicações na quantidade e na qualidade de tempo e na forma como cada família conseguirá estar disponível física e emocionalmente nos cuidados com a criança e com o adolescente. Os dados apresentados nos mostram o quanto uma relação de comunicação positiva entre pais e filhos é necessária e benéfica para a saúde mental na infância e na adolescência e como a frequência nessa interação se correlaciona positivamente com a sensação de satisfação com a vida dos filhos.

Uma paciente de seis anos, quando questionada sobre o que estava achando do isolamento social, chegou a dizer que estava gostando, pois assim podia passar mais tempo com a sua mãe. Uma fala como essa, apesar de proferida em um ambiente específico de atendimento clínico, não pode passar despercebida. Marco Aurélio Mendes[10] em seu livro *A clínica do apego: fundamentos para uma psicoterapia afetiva, relacional e experiencial*, ao abordar a Teoria do Apego desenvolvida por John Bowlby e que tem contribuições riquíssimas de Mary Ainsworth, nos mostra que a busca de contato e de proximidade entre os seres humanos é uma necessidade primária da espécie ao longo de toda as fases da vida. Ele nos aponta também que a busca de suporte, quando necessário, não acontece apenas durante a infância, mas sim ao longo de toda a vida do indivíduo, sempre que ele se encontra em situações de estresse e de vulnerabilidade. Além disso, essa busca por suporte se estende a outros laços significativos que vamos construindo ao longo de nossas vidas. Uma reflexão que fica é: em um contexto de distanciamento e de isolamento social, situação adversa por si só por estarmos afastados de muitos laços que podem ser significativos e que, talvez, estejamos mais próximos de vínculos que não se configuram como seguros, como fica essa busca por suporte e a satisfação da necessidade de contato e de proximidade? Pensando nas crianças e nos adolescentes e na forma como eles foram atendidos em suas necessidades ao longo de todo esse período, se conseguiram ou não o suporte necessário, tal contexto pode ter deixado marcas importantes que precisarão ser reparadas.

No atual momento de redução dos casos da doença, de flexibilização das regras de isolamento e com a reabertura das escolas, começa a se deparar com novos desafios na prática clínica. Tem sido constante a procura por atendimento para crianças e adolescentes com muitos sintomas ansiosos diante da possibilidade de exposição social. O medo da rejeição, de não serem aceitos pelos pares, de não conseguirem se reaproximar dos amigos ou de fazer novos amigos tem sido um relato comum na busca por auxílio. Quadros de transtorno de ansiedade generalizada, fobia social e síndrome do pânico têm sido frequentes nos consultórios especializados. Estudos ainda precisam ser feitos no sentido de comprovar uma associação entre o isolamento social e um possível aumento no número desses diagnósticos após a reabertura gradual das instituições, mas chama a atenção o grande número de quadros similares após o retorno da convivência com os pares. A seguir, apresentaremos um exemplo de atendimento clínico com essas características a fim de ilustrar o que está sendo discutido. Os dados foram modificados com o intuito de preservar o sigilo terapêutico da paciente e de sua família.

Vinheta clínica

Maria Clara é uma adolescente de 14 anos que mora com os pais e um irmão. De acordo com sua mãe, ela sempre foi uma menina alegre, desde criança. Sempre muito animada e com muita facilidade para se adaptar a novas situações e para fazer amizades. A mãe relata que a filha começou a apresentar comportamentos diferentes no ano de 2020, alguns meses após o início da pandemia.

Em razão das aulas *on-line* e das atividades escolares, ela passava a maior parte do tempo em frente ao computador, sozinha em seu quarto. Não demonstrava interesse em interagir com os outros membros da casa nem com os amigos de maneira *on-line* e, muitas vezes, aparentava estar triste. Seu desempenho escolar apresentou uma queda e ela precisou da ajuda dos pais para seguir com os estudos em algumas matérias, porém, os pais tiveram dificuldades para ajudá-la e, em alguns momentos, atritos ocorreram entre eles. Maria Clara começou a perder peso, pois estava com seu apetite alterado. Relatava cansaço e falta de vontade de fazer as atividades e, em algumas situações, chegou a se cortar e a falar com a mãe que não queria mais viver.

A mãe buscou o atendimento psicológico e psiquiátrico para a filha e, a partir de avaliação clínica, Maria Clara foi diagnosticada com um quadro de depressão. Já em atendimento, a adolescente trazia relatos de como se sentiu sozinha nesse período e de como ainda se sente assim – ela mudou de escola, pois queria um recomeço, mas está com dificuldades de se adaptar a esse novo ambiente e de fazer novas amizades. "Eu gosto de abraçar as pessoas e na escola em que estou as pessoas não se cumprimentam assim" – essa foi uma fala proferida em uma sessão, quando Maria Clara começou a se abrir mais sobre sua necessidade de conexão com o outro, de se sentir acolhida e aceita pelas pessoas e do medo de ser rejeitada por seus pares.

Esse é um exemplo de como o sentimento de solidão decorrente do afastamento de laços importantes pode ter sido um fator que contribuiu fortemente para o episódio de depressão vivenciado pela adolescente, assim como alguns estudos vêm mostrando. A busca por contato e por proximidade, que são necessidades inerentes ao ser humano, encontrou barreiras a partir das medidas de isolamento propostas, representando mais um fator que pode ter contribuído para o quadro diagnóstico. A comunicação positiva entre os pais e a filha não estava ocorrendo em decorrência dos diferentes atritos que foram surgindo a partir das dificuldades escolares que a filha apresentou e das dificuldades que os pais encontraram em conseguir auxiliá-la nesse sentido. Além disso, as dificuldades de adaptação apresentadas após a retomada das atividades presenciais, como o medo de não conseguir se conectar novamente com os pares e de ser rejeitada, também são fatores importantes na compreensão e avaliação do caso.

ALGUMAS REFLEXÕES

A partir da leitura dos diferentes materiais encontrados e dos apontamentos realizados ao longo de todo o texto, será aprofundado agora sobre como esse período de pandemia pode ter tocado cada um de nós de maneira distinta. Você já parou para pensar sobre como se sentiu ao longo desses dois anos de distanciamento social? Já pensou sobre como ficou a sua relação com a sua família ou com as pessoas em relação às quais permaneceu isolado? Avaliou como está ou estava conduzindo o seu dia a dia? Já pensou naquilo que está precisando de reparo, sejam coisas materiais ou relações? Essas são algumas perguntas que gostaríamos de deixar para você, leitor, com o intuito de promover reflexões que podem trazer contribuições construtivas.

Nossa prática clínica e a literatura nos trazem questões importantes a serem observadas: a necessidade de conexão com o outro, de sentir-se aceito e amado, de saber que podemos contar com o outro sempre que precisarmos e que estivermos em situações adversas e de vulnerabilidade é uma necessidade emocional básica e a infância e a adolescência são períodos valiosos do desenvolvimento humano para a nutrição adequada dessa necessidade. Young et al.[11] propõem que todas as pessoas têm algumas necessidades emocionais fundamentais, entre elas, a necessidade do vínculo seguro. Ter vínculos seguros com outros indivíduos inclui sentir-se seguro naquela relação, sentir que aquela é uma relação estável e que não irá acabar a qualquer momento; é sentir-se cuidado e amado independentemente de qualquer circunstância: sentir-se aceito do jeito que é.

Quando pensamos na relação entre pais e filhos, como está a nutrição dessa necessidade emocional? As famílias têm conseguido nutrir essa necessidade de forma satisfatória em seus filhos? Nesse período de distanciamento e de isolamento social, acreditamos fortemente que ter um bom vínculo seguro com os pais e os cuidadores pode ter sido um fator de proteção para as crianças e adolescentes, pois pode ter trazido uma sensação de estabilidade em meio a tantas incertezas vivenciadas.

Pensando sobre a infância, gostaríamos de deixar aqui o seguinte trecho de uma crônica de Rubem Alves[12] intitulada "A inutilidade da infância" e esperamos que ela possa clarear o nosso olhar sobre essa etapa tão importante da vida de nossos filhos. A pandemia nos apresentou situações desafiadoras e, para muitos, deixou claro a brevidade da vida. Muito se perdeu ao longo de todo esse processo. Fica aqui o nosso abraço mais terno a todos aqueles que sofreram e que estão sofrendo com essas perdas. E fica aqui nosso desejo de que não paremos de refletir sobre a forma como nos posicionamos diante da vida.

> O pai orgulhoso e sólido olha para o filho saudável e imagina o futuro
> - Que é que você vai ser quando crescer?
> Pergunta inevitável, necessária, previdente, que ninguém questiona.
> - Ah! Quando eu crescer, acho que vou ser médico!
> A profissão não importa muito, desde que ela pertença ao rol dos rótulos respeitáveis que um pai gostaria de ver colados ao nome do seu filho (e ao seu, obviamente)... Engenheiro, diplomata, advogado, cientista...
> Imagino um outro pai, diferente, que não pode fazer perguntas sobre o futuro. Pai para quem o filho não é uma entidade que "vai ser quando crescer", mas que simplesmente é, por enquanto... É que ele está muito doente, provavelmente não

chegará a crescer e, por isso mesmo, não vai ser médico, nem mecânico, nem ascensorista.

Que é que seu pai lhe diz? Penso que o pai, esquecido de todos "os futuros possíveis e gloriosos" e dolorosamente consciente da presença física, corporal, da criança, aproxima-se dela com toda a ternura e lhe diz: "Se tudo correr bem, iremos ao jardim zoológico no próximo domingo...".

É, são duas maneiras de se pensar a vida de uma criança. São duas maneiras de se pensar aquilo que fazemos com uma criança.[12]

REFERÊNCIAS BIBLIOGRÁFICAS

1. FEGERT JM, VITIELLO B, PLENER PL, CLEMENS V. Challenges and burden of the Coronavirus 2019 (COVID-19) pandemic for child and adolescent mental health: a narrative review to highlight clinical and research needs in the acute phase and the long return to normality. *Child Adolesc Psychiatry Ment Health* 2020; 14(1):20. Disponível em: https://doi.org/10.1186/s13034-020-00329-3; acessado em 27 de maio de 2022.
2. ALMEIDA ILL, REGO JF, TEIXEIRA ACG, MOREIRA MR. Isolamento social e seu impacto no desenvolvimento de crianças e adolescentes: uma revisão sistemática. *Rev Paul Pediatr* 2022; 40. Disponível em: http://www.scielo.br/j/rpp/a/ZjJsQRsTFNYrs7fJKZSqgsv/abstract/?lang=pt; acessado em 27 de maio de 2022.
3. DEONI SC, BEAUCHEMIN J, VOLPE A, DÂ SA V, RESONANCE CONSORTIUM. Impact of the COVID-19 pandemic on early child cognitive development: initial findings in a longitudinal observational study of child health. *MedRxiv Prepr Serv Health Sci* 2021; 2021.08.10.21261846. Disponível em: https://www.medrxiv.org/content/10.1101/2021.08.10.21261846v1.full.pdf+html; acessado em 29 de abril de 2022.
4. PANCHAL U, SALAZAR DE PABLO G, FRANCO M, MORENO C, PARELLADA M, ARANGO C, et al. The impact of COVID-19 lockdown on child and adolescent mental health: systematic review. *Eur Child Adolesc Psychiatry* 2021. Disponível em: https://www.ncbi.nlm.nih.gov/pmc/articles/PMC8371430/; acessado em 25 de abril de 2022.
5. DOMINGUES-MONTANARI S. Clinical and psychological effects of excessive screen time on children. *J Paediatr Child Health* 2017; 53(4):333-8.
6. SOCIEDADE BRASILEIRA DE PEDIATRIA. #Sem abusos #Mais saúde. Guia prático de atualização. 2021. Disponível em: https://www.sbp.com.br/fileadmin/user_upload/_22969c-GPA-_SemAbusos__MaisSaude.pdf; acessado em 28 de abril de 2022.}
7. ARAÚJO LA, VELOSO CF, SOUZA MC, AZEVEDO JMC, TARRO G. The potential impact of the COVID-19 pandemic on child growth and development: a systematic review. *J Pediatr (Rio J)* 2021; 97(4):369-77. Disponível em: https://www.ncbi.nlm.nih.gov/pmc/articles/PMC7510529/; acessado em 25 de abril de 2022
8. MARMOR A, COHEN N, KATZ C. Child maltreatment during COVID-19: key conclusions and future directions based on a systematic literature review. Trauma Violence Abuse. 2021;15248380211043818. Disponível em: https://journals.sagepub.com/doi/10.1177/15248380211043818?url_ver=Z39.88-2003&rfr_id=ori%3Arid%3Acrossref.org&rfr_dat=cr_pub++0pubmed&; acessado em 29 de abril de 2022.
9. PANDA PK, GUPTA J, CHOWDHURY SR, KUMAR R, MEENA AK, MADAAN P, et al. Psychological and behavioral impact of lockdown and quarantine measures for COVID-19 pandemic on children, adolescents and caregivers: a systematic review and meta-analysis. *J Trop Pediatr* 2021;

67(1):fmaa122. Disponível em: https://www.ncbi.nlm.nih.gov/pmc/articles/PMC7798512/; acessado em 29 de abril de 2022.

10. MENDES MA. *A Clínica do apego: fundamentos para uma psicoterapia afetiva, relacional e experiencial.* Novo Hamburgo: Sinopsys; 2021.
11. YOUNG JE, KLOSKO JS, WEISHAAR ME, KNAPP P, COSTA RC. *Terapia do esquema: guia de técnicas cognitivo-comportamentais inovadoras.* Porto Alegre: Artmed; 2008.
12. ALVES R. *Estórias de quem gosta de ensinar.* Campinas: Papirus; 2000.

03

A saúde mental do trabalhador em saúde: a realidade do Hospital Israelita Albert Einstein

Ana Merzel Kernkraut
Denise Tiemi Noguchi Maki
Luiz Gustavo Vala Zoldan

"O propósito deste capítulo é compartilhar como a Sociedade Brasileira Israelita Beneficente Albert Einstein trabalhou para promover bem-estar, equilíbrio emocional e tratamento dos transtornos psíquicos de profissionais da área de saúde durante a Pandemia da covid-19. Agilidade, flexibilidade, inovação e resiliência foram requisitos essenciais para os profissionais e para as instituições de saúde e foi imperativo para que seguíssemos com o propósito de cuidar dos nossos pacientes de forma empática, garantindo segurança e qualidade do cuidado."

(Os autores)

INTRODUÇÃO

A Sociedade Beneficente Israelita Brasileira Albert Einstein (SBIBAE) é um sistema de saúde composto pela atenção primária, medicina diagnóstica e ambulatorial, pronto-atendimento, hospitais e ensino com unidades voltadas para o serviço público e privado, sendo a maior parte localizada na cidade de São Paulo, com algumas unidades em outros estados.

Os valores da instituição estão pautados nos preceitos judaicos de Refuá (Saúde), Chinuch (Ensino), Mitzvá (Boas ações) e Tzedaká (Justiça social), que motivaram os médicos na fundação do hospital, além dos valores organizacionais de Honestidade, Verdade, Integridade, Diligência, Justiça, Altruísmo, Autonomia, Profissionalismo e Trabalho em Equipe.

Em alusão ao ex-presidente Dr. Claudio L. Lottenberg, oftalmologista, que traz como o propósito da SBIBAE levar "uma gota de Einstein" para cada cidadão, ou seja, que todos possam ter acesso a uma medicina de qualidade. Para isso, realiza parcerias governamentais para cumprir com o seu objetivo. Outra forma de alcançar o seu propósito é mediante o ensino, capacitando profissionais do Brasil e da América Latina.

O Hospital Israelita Albert Einstein foi a primeira unidade a ser construída e foi inaugurado em 1971, marcado desde o início pela excelência, por novas tecnologias e pela atração de novos médicos que despontavam em suas carreiras. Atualmente, o hospital é reconhecido como o melhor hospital da América Latina e ocupa a 34º posição no *ranking* de hospitais do mundo, de acordo com a revista americana *Newsweek*.

A instituição tem em sua marca um compromisso com a segurança e a qualidade dos processos. Para isso, é acreditada por diversas instituições, entre elas a Joint Comission International e a Planetree, que conferem a qualidade dos serviços prestados e a forma como são entregues, buscando promover o cuidado centrado na pessoa, ou seja, foco no paciente, na família e nos colaboradores.

Por se tratar de uma instituição de excelência, seus profissionais são altamente comprometidos com o trabalho. A saúde ocupacional monitora casos de absenteísmo e foi identificado que a primeira causa dos afastamentos são os distúrbios osteomusculares e a segunda causa os transtornos psiquiátricos, sendo que os transtornos psiquiátricos normalmente são precedidos por licenças mais curtas do trabalho devido aos distúrbios osteomusculares.

Desde meados de 2019, portanto antes da pandemia de SARS-CoV-2, a equipe de saúde populacional desenvolve o Calmamente, um programa de saúde mental voltado para que todos os colaboradores do Einstein tenham mais acesso e conhecimento sobre equilíbrio emocional e bem-estar. A partir dos seus oito eixos (promoção do equilíbrio emocional; prevenção de transtornos mentais e abuso de substâncias; atenção primária; atenção psicossocial especializada; atenção de urgência e emergência; atenção hospitalar; atenção domiciliar; reabilitação psicossocial), o programa tem como objetivos:

- criar uma cultura de bem-estar e segurança psicológica na instituição;
- capacitar colaboradores e líderes para a construção e manutenção de um ambiente de trabalho que promove a saúde e a segurança mental;
- capacitar a liderança e os colaboradores para identificar e maximizar os fatores de proteção da saúde mental, individual e coletiva, dentro e fora do Einstein;
- capacitar liderança e equipes para identificar e reduzir os fatores psicossociais geradores de estresse ocupacional;
- dar ferramentas para a prevenção de *burnout* e fadiga de compaixão, especialmente para os profissionais de saúde da linha de frente;
- promover ações educativas para redução do estigma e maior letramento em saúde mental, fornecendo habilidades para as lideranças e colaboradores

conseguirem identificar precocemente sinais de alerta em saúde mental e endereçá-los, gerar confiança e técnicas para iniciar uma conversa sobre saúde mental, bem como adotar comportamentos compassivos e inclusivos;

- oferecer estratégias de desenvolvimento da inteligência emocional da liderança, de aumento da resiliência e de gestão de conflitos;
- inspirar líderes a promover estilos de vida saudável e colaboradores a buscar maior protagonismo no seu autocuidado, aumento do seu capital psicológico e habilidades para a gestão das suas emoções;
- facilitar e incentivar a participação dos colaboradores em iniciativas que promovam a saúde mental e o bem-estar, tais como atividades de autoconhecimento, regulação emocional e gestão das energias;
- promoção de atividades físicas e de lazer, práticas contemplativas e eventos socioculturais;
- dar ferramentas e apoiar os colaboradores para que façam mudanças positivas em sua maneira de viver que os deixem menos sujeitos a desenvolver ou agravar doenças crônicas (físicas e mentais);
- promover a saúde mental positiva, ampliar o acesso ao tratamento, apoiar o matriciamento dos casos acompanhados ambulatorialmente ou internados por transtornos mentais, e apoiar o retorno ao trabalho após afastamento por uma condição de saúde mental;
- alocar recursos financeiros e humanos para ações de prevenção, promoção e tratamento em saúde mental;
- adotar ferramentas e metodologias para a mensuração de metas e resultados;
- captar informações, analisar, monitorar indicadores, e compartilhar os resultados;
- desenvolver um plano de comunicação, divulgar e manter diálogo aberto e permanente sobre o tema;
- oferecer suporte aos colaboradores para se reintegrarem aos variados aspectos da vida social e laboral, melhorando a sua qualidade de vida e impactando de maneira positiva a comunidade.

O fato de este programa estar estruturado antes da pandemia permitiu maior agilidade nas ações voltadas para a saúde mental dos nossos colaboradores.

Com o avanço da pandemia em outros países, a SBIBAE iniciou o preparo de suas unidades para atendimento dos pacientes adquirindo materiais e insumos necessários para uma assistência de excelência e esse processo também envolveu a contratação de profissionais tanto da área assistencial como administrativa para atuar em diversas áreas da SBIBAE.

Entretanto, era sabido que não bastava somente admitir, precisávamos treinar os profissionais e prepará-los para assumir suas funções, pois a todo momento a preocupação era a manutenção da excelência das atividades, com qualidade, segurança e atenção a todos os envolvidos.

Treinamentos técnicos e não técnicos foram conduzidos para que os profissionais estivessem alinhados com o modelo de atendimento Einstein (SPA – Segurança, Paixão em Servir e Atenção aos Detalhes).

É importante lembrar que na fase inicial da pandemia, a forma de se tratar os pacientes ainda era pouco conhecida, muitas mortes aconteciam ao redor do mundo, os profissionais atuavam temerosos em se contagiar e em contagiar seus familiares, mas era sabido que as instituições de saúde estariam à frente desse evento que marcou a vida de todas as pessoas do mundo.

Em São Paulo, a cidade passou por um período longo de *lockdown*, no qual várias pessoas ficaram sem trabalhar e sem receber seus salários, e esse impacto foi sentido pelos nossos profissionais, porque a despeito dos profissionais da área da saúde estarem trabalhando muito, em diversos casos, cônjuges ou outros familiares perderam seus postos, diminuindo consideravelmente a renda familiar mensal.

Dentro do propósito do Einstein, precisávamos oferecer apoio e suporte para quem estava na linha de frente lidando com um evento desconhecido, com muito receio de se contaminar com o vírus da covid-19 e passando por todas as dificuldades que a pandemia impôs às pessoas e que, dependendo da condição de cada um, teve maior repercussão em aspectos psíquicos do profissional.

Considerando todo esse cenário, a equipe de Saúde Populacional da SBIBAE elaborou uma nova iniciativa específica para a saúde mental dos seus profissionais da saúde, a fim de minimizar os danos previsíveis de acordo com estudos anteriores, como o surto de SARS de 2003, considerado uma catástrofe de saúde mental. O transtorno de estresse pós-traumático (TEPT) foi a condição psiquiátrica de longo prazo mais prevalente, seguida por transtornos depressivos e ansiosos. Esses resultados destacam a necessidade de aumentar o preparo e a competência dos profissionais da saúde na detecção e gerenciamento das sequelas psicológicas de futuros surtos de doenças infecciosas comparáveis.[1]

A partir disso, seguiram-se algumas recomendações para organizar uma iniciativa de apoio a todos os profissionais de saúde e funcionários da sociedade. Estrategicamente, os primeiros e principais esforços foram dedicados às equipes de linha de frente. Foram profissionais dos Pronto-Socorros, Unidades de Terapia Intensiva, Serviço de Controle de Infecção Hospitalar e Laboratório Clínico das diferentes Unidades da SBIBAE.

É sugerido que, primeiro, as equipes multidisciplinares de saúde mental devem fornecer suporte de saúde mental para pacientes e profissionais de saúde. Em segundo lugar, uma comunicação clara com atualizações regulares e precisas sobre o surto de SARS-CoV-2 deve ser fornecida aos profissionais de saúde e aos pacientes, a fim de abordar sua sensação de incerteza e medo. Terceiro, serviços seguros devem ser estabelecidos para fornecer aconselhamento psicológico usando dispositivos e aplicativos eletrônicos para pacientes afetados, bem como para suas famílias. Quarto, pacientes com suspeita e diagnóstico de pneumonia por SARS-CoV-2, bem como profissionais de saúde que trabalham em hospitais que cuidam de pacientes infectados, devem receber avaliações clínicas regulares para depressão, ansiedade e suicídio por profissionais de saúde mental.[2]

Além disso, reconhecer as fontes de ansiedade permite que líderes e organizações de saúde desenvolvam abordagens direcionadas para endereçar essas preocupações e fornecer apoio específico à força de trabalho de saúde. As preocupações podem ser organizadas em 5 solicitações dos profissionais de saúde à sua organização: *ouça-me*, *proteja-me*, *prepare-me*, *apoie-me* e *cuide de mim*.[3] Para atender à solicitação, é necessário criar uma série de canais de entrada e *feedback* (grupos de escuta, caixa de sugestões de e-mail, dirigentes em visita às unidades hospitalares) e garantir que a voz dos profissionais de saúde faça parte do processo de tomada de decisão, também sendo importante fornecer equipamentos de proteção individual adequados e avaliação, se necessário. Além disso, é preciso oferecer treinamento rápido para prover suporte a uma base de conhecimento crítica e básica, além de *backup* e acesso adequados a especialistas. A comunicação clara e inequívoca deve reconhecer que todos estão enfrentando novos desafios e decisões e que todos precisam confiar uns nos outros nesse momento. É recomendado fornecer suporte para as necessidades físicas, incluindo acesso a refeições saudáveis, hidratação durante o trabalho e muito mais.[3]

Especificamente no que se refere à saúde mental, é importante fornecer suporte para as necessidades emocionais e psicológicas de todos, incluindo primeiros socorros psicológicos implantados por meio de *webinars* e entregues diretamente em cada unidade (os tópicos podem incluir: formas de lidar com ansiedade e insônia, praticar autocuidado, apoiar uns aos outros e apoio para sofrimento psicossocial), e fornecer apoio individual para aqueles com maior sofrimento. Além disso, é indicado fornecer apoio de alojamento para indivíduos que vivem longe de suas famílias, apoio para necessidades tangíveis (p. ex., comida, creche), *check-ins* e apoio emocional, além de folga remunerada se a quarentena for necessária.[3]

Assim, a iniciativa OUVID foi estruturada como um plano de atenção integral que vai desde estratégias de intervenção global, para todos, até o atendimento médico especializado para subgrupos de alto risco. Para um cuidado escalonado à saúde mental dos colaboradores da SBIBAE foram oferecidas:

1. Ações educativas acessíveis a todos os colaboradores e dependentes: plataforma digital OUVID com conteúdos de autocuidado, grade *on-line* de

práticas integrativas como yoga, meditação, alongamento e movimento, comunicação interna, *lives* e *webinars*.
2. Ações *in loco* para as consideradas áreas quentes, que apresentavam maior demanda e sobrecarga psicoemocional por lidarem com pacientes com covid: atividades breves de relaxamento corpo-mente (iniciativa conhecida como Momento OUVID e facilitada por uma dupla de psicólogos e educadores físicos e, posteriormente, por terapeuta integrativo), rodas de conversa conduzidas por psicólogos e psiquiatras, treinamentos e capacitações.
3. Suporte psicológico para aqueles com estratificação de risco psicológico/psiquiátrico baixo ou moderado: *hotline* – linha telefônica direta com psicólogo, psicoterapia breve de até 12 sessões.
4. Assistência para aqueles com transtornos mentais prévios ou estratificação de risco psicológico/psiquiátrico moderado ou grave: teleconsulta com médico de família e/ou psiquiatra.

OUVID é um acrônimo que une OUVIR e COVID-19 e consiste nas seguintes etapas: **O**uvir atentamente, **U**m minuto em silêncio, **V**alidar os sentimentos, **I**nformar assertivamente e **D**escomprimir para agir. Essa iniciativa foi lançada no dia 16 de março de 2020 (apenas 3 dias após o primeiro caso de colaborador positivado na instituição) como parte de toda a mobilização da saúde populacional para monitorização dos casos positivos e acompanhamento das hospitalizações.[4]

A iniciativa começou com um questionário de percepção emocional anônimo. Foi divulgado por meio de telefones celulares e computadores, por meio do envio de mensagens e e-mail pela equipe do OUVID e pelos dirigentes da instituição a diversos colaboradores de acordo com a área de trabalho e também durante *lives* internas com as equipes. Foi usado para identificar o nível de ansiedade, medo e preocupação em cada área e em diferentes momentos da pandemia (Figura 1).

Assim, organizaram-se as ações de acordo com as fases da pandemia e os impactos estimados pela equipe em cada etapa:

- Na etapa 1, início da pandemia, foram empregadas ações que visavam atender as preocupações iniciais dos trabalhadores de saúde mental; portanto, as principais ações tiveram como objetivo informar de forma assertiva a todos sobre os riscos à saúde mental e sensibilizar as lideranças sobre a necessidade de dar atenção e prover recursos aos seus liderados em relação à promoção da saúde mental. Realizaram-se diversas *lives* e foram utilizados meios tecnológicos para difusão de conhecimento.

- Na etapa 2, do pico da primeira onda de infectados até o descenso da terceira onda, o objetivo foi atuar nos diferentes níveis de cuidado com ações locais de descompressão e compartilhamento de ansiedades. Como estratégia de cuidado em grupo, ofereceu-se o Momento OUVID (atividades de práticas integrativas de autocuidado como relaxamento, yoga, visualização guiada e relaxamento muscular progressivo, de aproximadamente 15 a 20 minutos, nas áreas e durante a jornada) e Rodas de Conversa (sessões de 45 a 60 minutos de rodas de conversa de até 10 participantes de setores próximos sobre os medos, angústias e preocupações dos colaboradores quanto à pandemia). Para os estratos gerenciais (lideranças) foram ofertados treinamento e capacitação em gestão de estresse. Por fim, em estratégias individuais, ofertou-se suporte psicológico e psiquiátrico formal, por meio de linha direta, psicoterapia breve e atendimento médico, seja por demanda espontânea ou por busca ativa.
- Na etapa 3, que começa nessa fase de retomada e recuperação após os picos de infecção, serão oferecidos treinamentos e espaços de acolhimento nos locais de trabalho, durante a jornada, baseados nos princípios da psicologia positiva e comunicação não violenta, objetivando, para além de um apoio ao tratamento e prevenção dos transtornos mentais no local de trabalho, a promoção da Saúde Mental Positiva (SMP) e Comportamento Organizacional Positivo (COP) no local de trabalho, fortalecendo os pilares do capital psicológico: autoeficácia, otimismo, esperança e resiliência.

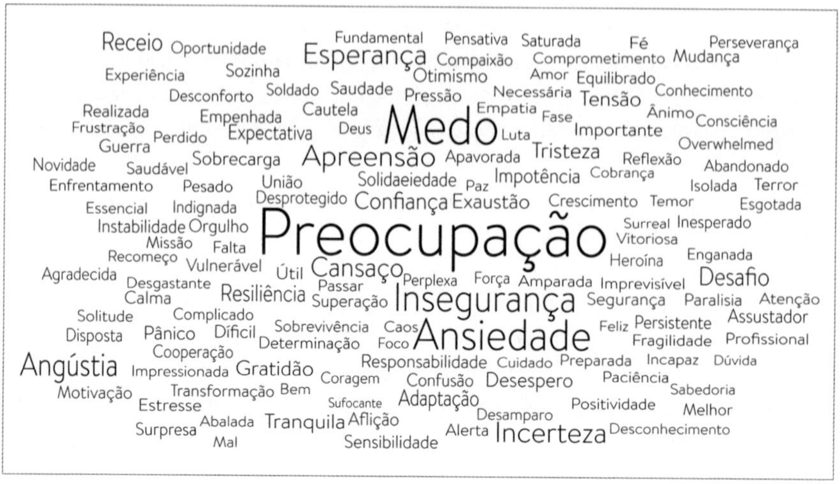

Figura 1 Nuvem de palavras com a percepção emocional de 2993 colaboradores da SBIBAE de março a julho de 2020.

Durante o primeiro ano da pandemia, colaboradores das áreas assistenciais e administrativas do Departamento de Pacientes Graves, Unidades de Pronto-Atendimento, covidários, UPA Campo Limpo, Hospital de Campanha do Pacaembu, Hospital Municipal Vila Santa Catarina, Hospital Municipal M'Boi Mirim, entre outros, receberam as mais de 900 rodas de conversa e as mais de 2.400 práticas integrativas do OUVID no modelo presencial ou *on-line*, assim como os novos colaboradores contratados durante a pandemia receberam treinamento em habilidades socioemocionais e práticas de autocuidado na estação OUVID com duração de 1 hora, juntamente às demais estações de habilidades técnicas.

PLANEJAMENTO DA ESTRATÉGIA DE CUIDADO POPULACIONAL EM SAÚDE MENTAL

Com o segundo ano da pandemia, para implantação de uma estratégia de cuidado populacional, baseada nos preceitos de aumento do capital psicológico da organização, são consideradas algumas etapas para sua adequada execução: definição de escopo e áreas prioritárias de ação; alocação de recursos humanos; definição das intervenções; gestão estratégica dos dados e melhoria.

DEFINIÇÃO DE ESCOPO E ÁREAS PRIORITÁRIAS DE AÇÃO

Com o apoio da área de Analytics da Saúde Populacional, desenvolveu-se uma matriz composta por oito critérios (Tabela 1) para estratificação de todas as áreas da Organização (públicas e privadas). Levaram-se em consideração dados preexistentes na SBIBAE, colhidos a partir de diferentes bases: base do questionário de saúde populacional, base de atestados e afastamentos e base da folha de pagamento. Quanto mais alta a pontuação da área em cada um dos critérios, mais necessária era considerada a intervenção na área. Na Tabela 1 são listados os critérios e o peso atribuído a cada um deles.

A partir dos critérios observados na Tabela 1, foi possível estratificar as diferentes áreas da SBIBAE em áreas quentes (pontuações superiores), áreas mornas (pontuações intermediárias) e áreas frias (pontuações baixas). Assim, para as áreas quentes estabeleceu-se a realização das ações *in loco* para promoção do capital psicológico. Para as áreas mornas e frias, estabeleceu-se o uso de estratégias assíncronas por meio de plataforma digital para promoção do capital psicológico.

Tabela 1 Critérios, definição e pesos para seleção das áreas que receberão intervenção para aumento do capital psicológico na SBIBAE.

Critérios	Definição	Peso
Contato direto com paciente com covid-19	Área que presta apoio assistencial a pacientes com COVID recebe pontuação 1, área que não presta recebe pontuação 0.	3
PHQ-2 positivo	Área com maior porcentagem de colaboradores com rastreio positivo para depressão recebe pontuação 1, menor porcentagem, pontuação 0. Restante das áreas distribuídas nessa escala, de acordo com sua porcentagem.	2
GAD-2 positivo	Área com maior porcentagem de colaboradores com rastreio positivo para ansiedade recebe pontuação 1, menor porcentagem, pontuação 0. Restante das áreas distribuídas nessa escala, de acordo com sua porcentagem.	2
Nº de atestados 2020	Área com maior número de atestados por colaborador em 2020 recebe pontuação 1, área com menor número, pontuação 0. Restante das áreas distribuídas nessa escala, de acordo com número de atestados.	1
Atestados CID F* 2020	Área com número de atestados com CID F por colaborador em 2020 recebe pontuação 1, área com menor número, pontuação 0. Restante das áreas distribuídas nessa escala, de acordo com número de atestados.	1
Nº de atestados 2021	Área com maior número de atestados por colaborador em 2021 recebe pontuação 1, área com menor número, pontuação 0. Restante das áreas distribuídas nessa escala, de acordo com número de atestados.	1
Atestados CID F* 2021	Área com maior número de atestados com CID F por colaborador em 2021 recebe pontuação 1, área com menor número, pontuação 0. Restante das áreas distribuídas nessa escala, de acordo com número de atestados.	1
Score de vulnerabilidade** social (alto)	Área com maior porcentagem de colaboradores com score de vulnerabilidade alto recebe pontuação 1, menor porcentagem, pontuação 0. Restante das áreas distribuídas nessa escala, de acordo com sua porcentagem.	2

*CID F é a categoria de diagnósticos de transtornos mentais na Classificação Internacional de Doenças.
**o score de vulnerabilidade é definido pelo Questionário de Saúde Populacional, com base em renda, gênero etnia, violência e necessidades básicas.

Foram identificadas 16 áreas quentes, com total de 4.052 colaboradores, 37 áreas mornas com total de 4.694 colaboradores e 469 áreas frias, com total de 7.682 colaboradores. Para as áreas quentes optou-se por levar intervenção *in loco*, foco desse trabalho, nomeadas como Suporte. O restante das áreas mornas e frias, nomeadas como Proteção e Promoção, respectivamente, receberiam intervenções assíncronas de menor exigência.

ALOCAÇÃO DE RECURSOS

Definiu-se, como alvo da intervenção, 50% do *headcount* das áreas quentes, totalizando 2.026 colaboradores das 16 diferentes áreas. O alvo foi estabelecido levando-se em consideração a presença de turnos e regimes de contratação distintos entre as áreas, variando entre regimes 12x36 horas, 5x2 ou 6x1 semanais, além dos regimes diversos de plantão médico. O público-alvo é tanto público assistencial como apoio assistencial e administrativo de cada área.

As ações foram realizadas por 10 profissionais exclusivos para as intervenções, sendo 9 (nove) psicólogas e 1 (um) assistente social, cobrindo não somente os períodos diurnos, mas também alguns horários noturnos e sábados. Esses profissionais passaram por 40 horas de treinamento e foram supervisionados periodicamente por uma psicóloga sênior e uma enfermeira de saúde mental sênior da instituição.

Foram dimensionadas 2.600 rodas de conversa temáticas, no formato de grupos operativos que foram aplicados durante a própria jornada de trabalho, no local de trabalho. Foram selecionadas oito dinâmicas distintas para serem aplicadas nesse ciclo de treinamento/acolhimento, mais bem explicitadas adiante.

Como apoio, foram criados grupos de WhatsApp para envio de conteúdos audiovisuais, como vídeos, *podcasts* e outros, produzidos ou selecionados pela equipe do OUVID para sustentação dos grupos após o término do ciclo das rodas de conversa. Além disso, a plataforma OUVID com conteúdos sobre autocuidado com foco na saúde mental, estratégias de gestão psicoemocional em situações de crise, práticas integrativas de autocuidado como relaxamento, yoga, visualização guiada, vídeo com imagens da natureza validadas do banco de imagens e-NatPOEM do projeto de pesquisa eNatureza,[5] *playlist* com músicas classificadas como calma, resiliência e esperança, selecionada por pesquisadores, foi divulgada inclusive para as áreas mornas e frias.

DEFINIÇÃO DAS INTERVENÇÕES

A partir das rodas de conversa com diferentes times da organização, no formato Balint, realizadas durante o primeiro ano da pandemia, foi possível compreender quais eram as principais demandas e oportunidades para aumentar o repertório de habilidades socioemocionais e o capital psicológico das equipes para fazer frente a mais um período de pandemia.

Nos grupos Balint, os participantes devem relatar casos clínicos sem recorrer a nenhuma anotação, em associação livre de palavras, trazendo ao grupo a necessária riqueza de detalhes para esclarecer a situação, contexto, doença, transferência manifestada pelo paciente, envolvimento dos familiares e participações dos outros profissionais especialistas eventualmente consultados. Finalmente, devem trazer ao grupo seus sentimentos, reações e reflexões envolvendo esse atendimento, a contratransferência, como se estivessem em um grupo de supervisão. Feito o relato, os participantes do grupo colocam interrogações e afirmações, propõem questionamentos, solicitam esclarecimentos, apresentam recortes de situações semelhantes vivenciadas por eles e debatem. O conhecimento da situação relatada vai sendo ampliado, destrinchado, aprofundado, enquanto os participantes descortinam a situação médico-paciente-doença como um campo de análise. Assim, pesquisam sobre o que acontece nessa situação particular na perspectiva da atividade profissional do médico e considerando que o paciente apresenta uma demanda que é singular, cujo atendimento adequado e construtivo implica uma postura de acolhimento, atenção, interesse, dedicação e pesquisa.[6]

A partir desse subsídio e após revisão da literatura, na qual encontramos um corpo ainda restrito de intervenções validadas, foi possível estabelecer as dinâmicas para as sessões. Algumas das inspirações foram os trabalhos de Werner (2000) e de Hawkins, Van Horn e Arthur (2004) para desenvolvimento e potenciação dos fatores de proteção; a investigação de Cummings e Worley (2005) sobre a promoção de modelos positivos para o desenvolvimento organizacional; os estudos de Marujo, Neto e Perloiro (2003, 2006) sobre o ensino de otimismo para crianças, adolescentes e casais, mas principalmente o Programa +Recursos que se baseia na ideia de que os diferentes recursos psicológicos podem resultar, de certo modo, em fatores de proteção contra a adversidade, o mal-estar psicológico e a vulnerabilidade a doenças. Os recursos psicológicos incorporados e trabalhados nesse programa foram: comunicação assertiva, empatia, otimismo, enfrentamento positivo, perdão, gratidão e capacidade de relaxamento.[7]

Assim, foi possível estabelecer oito temas e recursos a serem explorados semanalmente nas 16 áreas classificadas como "áreas quentes": resiliência e autopercepção, gestão das energias, regulação emocional, gratidão, confiança e conexão, comunicação não violenta, aceitação e autocompaixão, otimismo e esperança.

Com isso, criou-se um fio condutor para as discussões e aprendizagens dos times, para torná-los mais autônomos e capazes no manejo das situações geradoras de estresse.

A esse ciclo de rodas de conversas, com duração de sessenta minutos cada e participação de 2 a 10 participantes, nomeou-se o "Programa de Aumento de Recursos Psicológicos para o Einstein", sendo implementado nas 16 áreas em dez dias, com duração de catorze semanas e 5.569 participações.

GESTÃO ESTRATÉGICA DOS DADOS

Com base em todas essas ações estabelecidas e na magnitude do projeto, fez-se necessário envolvimento da área de melhoria contínua para gestão dos dados. Foi possível melhorar a eficiência operacional, dos processos e da gestão dos dados por meio da vinda *partial time* para a equipe OUVID de especialistas em Qualidade e do time do núcleo de Analytics da Saúde Populacional. Através da metodologia Lean Six Sigma, foi possível otimizar os recursos humanos e roteirizar as visitas das psicólogas nas diferentes unidades públicas e privadas do Einstein, para otimização de tempo e dinheiro com os deslocamentos na cidade para realização das rodas de conversa presencialmente (mantendo *on-line* para times em *home office*).

Além disso, essa equipe fez a gestão dos indicadores de volumetria, satisfação e avaliação pré e pós-intervenção. Isso possibilitou uma importante melhoria da qualidade da captação, gestão e análise dos dados e dos processos, que vão desde a criação de QR Codes para lista de presença dos participantes, avaliação de satisfação e preenchimento de questionários, até a criação de um *dashboard* para acompanhamento em tempo real dos resultados de cada uma das 16 áreas quentes elegíveis para as rodas de conversa.

AVALIAÇÃO DAS INTERVENÇÕES EM SAÚDE MENTAL

O objetivo principal dessas intervenções será desenvolver um cinturão de proteção socioemocional na organização, por meio de pequenas estratégias que os próprios colaboradores, líderes e equipes possam começar a usar nas suas áreas, os EPIPs (em referência aos EPIs Equipamentos de Proteção Individual *Psicológicos*), e que levem ao fortalecimento dos vínculos de confiança e segurança psicológica, validação e acolhimento das emoções, melhoria das técnicas de comunicação, maior capacidade de perceber em outros sinais de sobrecarga, e florescimento nas áreas de rituais de autocuidado e de proteção da saúde mental.

Trata-se do início de uma mudança cultural, trazendo o paradigma da saúde mental na estratégia da organização e voltando o foco para a saúde das pessoas que fazem a organização e não simplesmente para o resultado e a produtividade. É evidente que colocar a saúde dos indivíduos e principalmente a saúde mental como pauta estratégica da organização levará a aumento da vitalidade, melhora dos relacionamentos, aumento da vivência de emoções positivas, que deverá repercutir, como vimos, em redução do estresse, aumento do suporte social e bem-estar, melhora da saúde física e mental, com consequente queda da sinistralidade, redução do *turnover* e redução dos gastos com treinamentos e curva de aprendizagem na organização.

Tendo em vista que as intervenções tendem a aumentar os recursos psicológicos e entendendo que evidências insinuam que estes comportam-se como fatores protetores, acompanharemos as ações das seguintes formas apresentadas a seguir.

No curto prazo foram aplicadas duas escalas validadas pré-intervenção e imediatamente pós-intervenção: uma delas para aferir estresse no trabalho e outra para o bem-estar.

A escala para avaliação do estresse no trabalho é a JSS – *Job Stress Scale*, validada em português e que avalia o estresse em uma escala Likert de 4 pontuações a partir de 17 itens. O resultado pode ser avaliado em três domínios: demandas psicológicas, autonomia e suporte social.[8]

A escala para avaliação do bem-estar e da saúde mental é a MHC-SF – *Mental Health Continuum – Short Form*, validada em português e que avalia o bem-estar em uma escala Likert de 6 pontuações a partir de 14 itens. Três dos itens referem-se ao bem-estar subjetivo (hedônico), 6 itens referem-se ao bem-estar psicológico (eudaimônico) e 5 itens ao bem-estar social. O resultado classifica os indivíduos em três diferentes estados: florescimento, moderadamente saudável mentalmente e definhamento, de acordo com suas pontuações, sendo em florescimento o estado mais protetor da saúde mental e definhamento o de maior vulnerabilidade.[9]

Quantitativamente observamos tendência de melhora das condições relacionadas ao bem-estar social, por intermédio da escala Mental Health Continuum (MHC) e aos relacionamentos com a Job Stress Scale (JSS) e qualitativamente, na avaliação dos comentários e sugestões dos colaboradores, houve indicação de melhora da convivência grupal, pertencimento e reconhecimento da preocupação da instituição pelos colaboradores.

Já no longo prazo, serão acompanhados os dados de sinistralidade, absenteísmo e *turnover* das áreas quentes em que foram aplicadas as intervenções. A expectativa é que ocorra uma redução paulatina nos três quesitos supracitados em comparação com dados anteriores das mesmas áreas. É possível também realizar análises em comparação com a média da organização; entretanto, há um viés claro relacionado à seleção das áreas. Reforça-se que as áreas já foram selecionadas a partir de marcadores de doença piores que a média do restante das áreas, seleção esta realizada de maneira propositada entendendo-se a urgência de administração desse suporte a uma população vulnerável em meio a uma pandemia que, como destacado anteriormente, afetou grandemente a saúde mental das populações de profissionais de saúde.

Ações como essa tem o potencial de mudar uma cultura de insegurança psicológica para uma cultura de segurança psicológica. De acordo com Amy Edmondson, a segurança psicológica prevê melhorias na qualidade, comportamento de aprendizagem e produtividade.[10] O modelo da psicologia positiva parece cada vez mais bem estabelecido, mas o caminho para se atingir as métricas e recursos projetados por esse campo de pesquisa ainda permanece confuso e incerto. Diferentes modelos, dinâmicas e protocolos ainda precisam ser amplamente testados e validados para garantir a sustentabilidade desse modelo para os indivíduos e organizações.

APRENDIZADOS E DESAFIOS FUTUROS

Ao longo desta jornada vivenciamos coletivamente a vulnerabilidade diante do imponderável, com o predomínio de preocupação e medo no início da pandemia, seguidos de cansaço físico e mental e, atualmente, um cenário preocupante de aumento da agressividade e violência, direcionados inclusive aos profissionais da saúde. Sabemos por epidemias anteriores que a onda da saúde mental não terminará com o fim da pandemia,[1] por isso, é necessário seguir com estratégias para reduzir o estigma, orientar e incentivar a busca de ajuda como sinal de coragem e capacitar líderes para reconhecer os principais sinais de alerta em saúde mental, além de atuar a favor de um ambiente de trabalho com segurança psicológica e promotor de bem-estar.

Com a vacinação em massa garantindo a diminuição de casos graves e internações, a retomada do trabalho presencial pode ser uma fonte de estresse para alguns que passaram mais de dois anos em casa. Dessa forma, decidimos oferecer rodas de conversa *on-line* com psicólogos para aqueles que sentirem a necessidade de falar sobre isso. Por outro lado, para aqueles que seguirão no modelo 100% *home-office*, é preciso lembrar que uma parte dos trabalhadores sente uma maior autocobrança, dificuldade em lidar com a rotina doméstica, especialmente as mulheres com filhos pequenos, e isso pode representar uma fonte maior de estresse. Relembrando as 5 solicitações dos profissionais de saúde à sua organização: *ouça-me, proteja-me, prepare-se, apoie-me e cuide de mim*,[3] devemos colocar a pessoa no centro da atenção e criar esse espaço de escuta e troca para adequar o que for possível e ter clareza sobre o que realmente importa. É fundamental ter esse olhar diferenciado para com os colaboradores.

Completados dois anos de pandemia, com o fim da terceira onda, podemos dizer que muitas lições foram aprendidas até o momento. A primeira delas remete à orientação da Organização Mundial da Saúde (OMS) logo no início da pandemia: *esteja preparado*. A segunda é *mantenha a calma*, afinal, quando o problema tem dimensões que extrapolam o nosso controle, não é possível confrontar para resolver. A terceira é o princípio da equidade, pois a pandemia escancarou a nossa vulnerabilidade e foi preciso priorizar aqueles em condições de maior ameaça, tanto relacionada a fatores de risco como doenças crônicas, imunossuprimidos, gestantes, como aqueles colaboradores com dificuldades de suprir suas necessidades básicas, de ter acesso ao mínimo para a proteção individual e familiar diante dos desafios impostos pela pandemia.

Por fim, talvez a mais relevante das lições até o momento seja a importância do letramento em saúde mental para que possamos nos conhecer melhor, saber como lidar com as nossas emoções, sentimentos e reações para desenvolvermos nossas habilidades socioemocionais, possibilitando um convívio social mais harmonioso, com a consciência de que somos interdependentes, pertencemos à natureza e podemos, por meio das nossas atitudes, atuar a favor de um ambiente mais saudável na nossa vida pessoal e profissional.

REFERÊNCIAS BIBLIOGRÁFICAS

1. MAK IWC, CHU CM, PAN PC, YIU MGC, CHAN VL. Long-term psychiatric morbidities among SARS survivors. *Gen Hosp Psychiatry* 2009; 31(4): 318-26. Disponível em: http://dx.doi.org/10.1016/j.genhosppsych.2009.03.001
2. XIANG YT, YANG Y, LI W, ZHANG L, ZHANG Q, CHEUNG T et al. Timely mental health care for the 2019 novel coronavirus outbreak is urgently needed. *The Lancet Psychiatry* 2020;7(3): 228-9. Disponível em: http://dx.doi.org/10.1016/S2215-0366(20)30046-8
3. SHANAFELT T, RIPP J, TROCKEL M. Understanding and addressing sources of anxiety among health care professionals during the COVID-19 pandemic. *JAMA– J Am Med Assoc* 2020; 323(21): 2133-4.
4. DUIM E, GUIMARÃES MT, ORNELAS RH, BRITO NTG, DAHER G, SEKO CY et al. Caring for the workforce of a health system during the COVID-19 epidemic in Brazil: strategies of surveillance and expansion of access to care. *J Occup Environ Med* 2020; 62(10): e593-7.
5. DAL FABBRO D, CATISSI G, BORBA G, LIMA L, HINGST-ZAHER E, ROSA J et al. e-Nature Positive Emotions Photography Database (e-NatPOEM): affectively rated nature images promoting positive emotions. *Sci Rep* 2021; 11(1): 1-15. Disponível em: https://doi.org/10.1038/s41598-021-91013-9
6. BALINT M. O médico, seu paciente e a doença. Rio de Janeiro: Atheneu, 1988.
7. REMOR E A-GM. Programa + Recursos: Programa para a potenciação dos recursos psicológicos – benefícios para a saúde física e mental. In: Hutz & Reppold, editor. Intervenções em psicologia positiva aplicadas à saúde. Leader; 2018.
8. GUIMARÃES DE MELLO ALVES M, CHOR D, FAERSTEIN E, DE S. LOPES C, WERNECK GL. Short version of the "job stress scale": A Portuguese-language adaptation. *Rev Saude Publica* 2004; 38(2): 164-71.
9. FONTE, C., SILVA, I., VILHENA, E. et al. The Portuguese Adaptation of the Mental Health Continuum-Short Form for Adult Population. *Community Ment Health J* 2020; 56:368-375. https://doi.org/10.1007/s10597-019-00484-8
10. EDMONDSON AC. A Organização sem medo: criando segurança psicológica no local de trabalho para aprendizado, inovação e crescimento. Alta Books; 2021.

04

A terapia comunitária integrativa *on-line* como estratégia de cuidado dos vínculos familiares em tempos de pandemia

Milene Zanoni da Silva
Maria Lúcia Ande Reis
Maria de Oliveira Ferreira Filha
Anamélia Lins e Silva Franco

"A TCI para mim foi como uma família mesmo."
(declaração de paciente)

INTRODUÇÃO

A pandemia pela covid-19, tal como todos os desastres e catástrofes, impactou drástica e globalmente as populações, elevando o nível de sofrimento mental nas pessoas. As medidas de segurança implementadas pelos governos para controle do surto pandêmico, tais como isolamento e distanciamento social, repercutiram de várias maneiras no cotidiano e no estilo de vida das comunidades.

A Organização Mundial de Saúde (OMS) considerou o isolamento social a melhor estratégia para evitar a transmissão do vírus. Contudo, tal medida interferiu diretamente na qualidade das relações socioafetivas das famílias, bem como das redes formais de apoio e proteção, como escolas, instituições religiosas, redes de atenção à saúde, atividades comunitárias e de lazer.[1]

Estudos feitos sobre o impacto da pandemia revelaram que, no Brasil, as principais mudanças na rotina doméstica foi permanecer mais tempo em casa (52,6%); afirmar que a renda da família diminuiu (48,0%); representar momentos de mais estresse no lar (44,4%), informar que os filhos tiveram aulas presenciais interrompidas (40,2%); perder o emprego (33,0%) e ter medo de não conseguir pagar as contas (30,0%).[2]

Um fato que corrobora as transformações nas dinâmicas familiares evidenciadas com a pandemia foi o aumento no número de divórcios, que bateu recordes em 2021, tanto no mundo como no Brasil, onde, em 2021, registraram-se 77.112 dissoluções matrimoniais formalizadas, sendo esse número o maior da série histórica, desde 2007. Por outro lado, as uniões estáveis também cresceram em 14% nos primeiros oito meses de 2021, em relação ao último ano, apontou levantamento realizado pelo Colégio Notarial do Brasil – Conselho Federal.[3]

Os dados anteriormente mencionados nos dão ideia da complexidade do fenômeno pandêmico e de como as relações familiares foram afetadas no contexto brasileiro que atingiu a alarmante estatística de 30.460.997 casos e 663.602 óbitos em decorrência da SARS-Cov-2, em 05 de maio de 2022.[4] Todavia, no momento atual, ainda são escassos os estudos que mostram como as pessoas vivenciaram o seu cotidiano e também como enfrentaram o medo, a ansiedade e outros sinais de sofrimento psíquico.

Para refletirmos sobre esse fenômeno, faremos uma breve reflexão quanto à inserção da terapia comunitária integrativa (TCI) como medida de cuidado em saúde mental em tempos de pandemia pela covid-19 no Brasil e na América Latina, considerando que a TCI é uma das 29 práticas integrativas e complementares em saúde (PICS) inseridas no Sistema Único de Saúde (SUS), além de ter longa experiência registrada com grupos em situação de vulnerabilidade e, historicamente, vir mostrando a sua potência diante de outras situações graves, como desastres e calamidades.

Nesse contexto, em março de 2020, a Coordenação Nacional de Práticas Integrativas e Complementares do Ministério da Saúde (MS) solicitou à Associação Brasileira de Terapia Comunitária Integrativa (Abratecom) que, conjuntamente com a Associação de Psiquiatria Social Brasileira (APSBRA) e o Departamento de Saúde Mental Comunitária da Associação Mundial de Psiquiatria Social (WASP), promover sistematicamente a realização de rodas de TCI *on-line* com diferentes populações, tais como profissionais da saúde, pessoas em isolamento social, pessoas com sequelas da covid-19, professoras, idosos, mulheres, entre outros, em busca de recursos que pudessem resgatar a autoestima, estimular redes de solidariedade e fortalecer vínculos saudáveis.

O primeiro estudo que desenvolvemos sobre a TCI *on-line* no contexto da pandemia revelou que o estresse enquanto categoria de sofrimento aumentava consideravelmente à medida que crescia o número de casos e mortes por covid-19. Outros elementos estressores também foram identificados: conflitos familiares, mudanças na rotina de trabalho, perdas de emprego e sensação de aprisionamento. A partir da análise de dados, das 100 primeiras rodas realizadas, entre os meses de abril e maio de 2020, evidenciamos que o medo e a ansiedade representavam 53%, seguidos do desamparo (30%), problemas em lidar com relacionamentos familiares (10%), solidão, depressão e agressividade (7%).[5]

A partir dos elementos trazidos para compreensão, fizemos um recorte para pensar a dinâmica dos sistemas familiares, pois consideramos que este é um tema relevante na contemporaneidade. Nosso interesse é criar um espaço de fala, de escuta e de formação de vínculos, por isso o objetivo foi revelar as principais inquietações, estratégias de superação e, ainda, as lições e aprendizados que os participantes mencionaram a partir das próprias vivências e das experiências que foram partilhadas nas rodas de TCI *on-line*.

TERAPIA COMUNITÁRIA INTEGRATIVA: CONCEITO, PILARES TEÓRICOS E MÉTODO

A terapia comunitária integrativa (TCI) é uma prática terapêutica coletiva de intervenção psicossocial avançada, na qual o conhecimento acadêmico e o saber produzido pela experiência de vida são elementos fundamentais na construção de redes e vínculos sociais. Foi criada no final dos anos 1980 pelo médico psiquiatra, antropólogo e professor Dr. Adalberto de Paula Barreto, da Universidade Federal do Ceará.[6]

A TCI fundamenta-se em cinco pilares teóricos: antropologia cultural, pensamento sistêmico, teoria da comunicação (Watzlawick), pedagogia de Paulo Freire e resiliência. Estes se articulam e estão a serviço do fazer e compreender a roda. A antropologia cultural compreende o homem como um ser simbólico, identitário, pois é na cultura que referenciamos nosso modo de pensar, de sentir e de agir. Essa condição promove o diálogo entre as pessoas e, assim, se torna possível conhecer os grupos, as culturas e distinguir semelhanças e diferenças. Na roda de TCI valorizamos os recursos culturais e pessoais de cada participante. Por isso, o terapeuta comunitário (TC) deve ser um poliglota de sua própria cultura, cultivando a flexibilidade, acolhendo a diversidade, promovendo ações de inclusão e construção da cidadania.

Essa compreensão da pessoa como um ser cultural se articula com a concepção sistêmica do mundo e da sociedade na qual está inserida. O sistema é visto como uma rede complexa, cheia de ramificações, de modo que as pessoas se encontram interconectadas dentro de um contexto histórico e cultural. No tocante à TCI, a aplicação da abordagem sistêmica implica reconhecer que a vida de uma pessoa, seus valores, suas atitudes, suas maneiras de agir estão, todos, inseridos em um contexto que dá sentido e significado, a essa mesma pessoa ou a alguma de suas atitudes ou comportamentos. Isso quer dizer que o julgamento *a priori* deve dar lugar ao aprendizado das coisas em um conjunto, em seu contexto, fora do qual elas não fazem sentido.[7]

A teoria da comunicação proposta por Watzlawick compreende que a comunicação é elemento central que une as pessoas, as famílias e a sociedade. Ela nos permite compreender que todo comportamento verbal ou não possui um valor de comunicação. Portanto, precisamos ir além das palavras e dos gestos para entender a busca de cada ser humano pela consciência de existir, pertencer, ser confirmado e reconhecido como sujeito e cidadão.

É inegável que alguns aspectos da pedagogia de Paulo Freire se encontram incorporados na TCI, tais como a criticidade, a contextualização, a problematização, o caráter dialógico da construção do conhecimento e da realidade e a noção do opressor introjetado no oprimido, de modo a resultar na noção de que o processo educativo deve ser sempre dual, isto é, o educador também aprende o que ensina, ao passo que o educando, por vezes, também ensina ao educador.[7] A TCI convida os terapeutas a atuarem como educadores, na perspectiva freireana, explicitada nas palavras de seu criador: "Posso não ter explicado como faço agora sua pedagogia do oprimido dentro do meu trabalho, mas quem pode duvidar de que a pedagogia da TCI seja a pedagogia do oprimido?"[6]

Esse conhecimento tem um poder desalienante e faz a pessoa participante da roda pensar-se, rever-se e identificar fatores relacionados à sua história. Por fim e, não a última ponte, uma profunda esperança no ser humano com sua capacidade de criação e superação de obstáculos para uma realidade em construção que não tem os ditames do sucesso capitalista, ocidental, globalizado.

A capacidade de enfrentamento e superação presente em Paulo Freire pode-se articular com o conceito de resiliência a partir do qual se reconhece que o desafio produz competências, superação, e efeitos "positivos" para o curso da vida da pessoa além do imediato. A história pessoal e familiar de cada indivíduo também é fonte geradora de conhecimento. Não buscamos identificar fraquezas e carências, nem diagnosticar problemas: o importante é suscitar as forças e as capacidades de indivíduos, famílias e comunidades, para que através de seus próprios recursos possam encontrar suas próprias soluções e superar as dificuldades colocadas pelo meio e pela sociedade, sem abrir mão das políticas sociais.

A terapia comunitária integrativa é aberta à participação de todas as pessoas, independentemente de idade, escolaridade e nível social, sendo livre a entrada e saída durante sua realização, com início, meio e fim em cada encontro. É conduzida por uma equipe composta por até três terapeutas comunitários, com uma duração média de 70 minutos, e é desenvolvida em cinco etapas: acolhimento, escolha da inquietação, contextualização, partilha de experiências e encerramento.

Primeira etapa: acolhimento

Tem por objetivo criar um ambiente seguro, confiável e circular, pois quando as pessoas se sentem confortáveis, relaxadas, confiantes, conscientes e socialmente interconectadas, partilham mais facilmente as suas experiências de vida. Possui os seguintes procedimentos: Dar as boas-vindas aos participantes, apresentar a equipe de Terapeutas Comunitários, explicar brevemente o que é a TCI e suas regras, convidar o grupo para celebrar a vida, aniversários e conquistas, propor uma dinâmica de aquecimento para integrar e descontrair o grupo. Em seguida passa a palavra para quem vai conduzir as próximas etapas. O tempo previsto para essa etapa é de sete minutos. Destacamos a seguir as regras que favorecem a roda, de maneira a que aconteça de forma horizontal, circular e amorosa:

- **fazer silêncio:** essa é a regra de ouro da TCI. A roda é um espaço de partilha, que é favorecida pela atitude de escuta: "Quando faço silêncio para escutar o outro, exercito a escuta ativa, percebo o que da história do outro ressoa em mim.";
- **falar na primeira pessoa:** é um dos maiores desafios falarmos usando o pronome eu. "Quem está na roda sou eu, por isso falo de mim, com isso me implico na história." Usualmente, em contextos fora da roda de TCI, entramos num anonimato, usando sempre palavras como nós, a gente, o grupo, como estratégia de não se expor;
- **não julgar, não dar conselhos, não analisar, não interpretar:** por ser um espaço horizontal e circular, respeitamos a fala de cada participante, com sua história e seu recurso. Quando julgo, dou conselhos ou interpreto, me coloco numa posição de verticalidade, de hierarquia;
- **regra da cultura:** os recursos culturais são muito bem-vindos, como os ditados populares, as piadas, o trecho de uma poesia e o refrão de uma música. Essa regra tem a capacidade de sintetizar ideias e pensamentos que estão no cotidiano das pessoas, por exemplo, ao se reconhecer o quanto uma pessoa é persistente, é muito mais impactante usar o recurso do provérbio popular: "água mole em pedra dura, tanto bate até que fura".

Segunda etapa: escolha da inquietação

Como o nome indica, tem como objetivo a escolha da inquietação que será aprofundada na roda. Para isso, o TC deve seguir o passo a passo: Palavra do TC, apresentação das inquietações, restituição, identificação, votação e agradecimento. A duração dessa etapa, em média, é de 10 minutos.

Terceira etapa: contextualização

Essa etapa tem como fim colher informações a respeito da inquietação trazida pelo protagonista. Seu desenvolvimento é feito por meio de perguntas feitas ao protagonista pelos participantes da roda e pelo TC. Ao final da etapa, o

TC agradece ao protagonista, valorizando os esforços feitos no sentido de lidar com sua inquietação, e solicita que ele fique em silêncio para escutar a partilha da comunidade. Duração média de 15 minutos.

Quarta etapa: partilha de experiências

Por ser o espaço de partilha de experiências, é reservado um tempo maior para essa etapa, podendo ser de até 30 minutos. Durante esse tempo, os participantes são convidados a compartilharem suas estratégias de enfrentamento, a partir da pergunta feita ao grupo pelo TC, por meio do Mote, que pode ser "coringa" – Quem viveu algo parecido e o que fez para superar? Ou "simbólico": quem já se sentiu sobrecarregado e o que fez para superar?

Quinta etapa: encerramento

É um momento especial de ampliação do significado das experiências vividas e de renovação. Essa etapa possui dois procedimentos: formação da roda e conotação positiva. A duração média é de 10 minutos. Após a roda, inicia-se espontaneamente a construção de uma teia, a rede de apoio social, que é o objetivo maior da TCI.

Para conduzir uma roda de TCI é imprescindível passar pelo processo de capacitação, oferecido por instituições reconhecidas e credenciadas pela Abratecom, denominadas polos formadores. Atualmente fazem parte dessa rede 48 polos, que são responsáveis pelos cursos de capacitação em TCI. O curso possui uma carga horária de 240 horas/aula, assim distribuídas: 50 h/a destinadas aos módulos teóricos, 50 h/a para as vivências terapêuticas, 80 h/a para os encontros de intervisão e 60 h/a para o estágio prático, correspondente à condução de 30 rodas de TCI.

Ser TC é muito mais do que dominar uma técnica; é, antes, uma postura de vida, a partir do conteúdo trabalhado no curso, expresso nos valores da TCI: ser acolhedor; ser simples; exercer a circularidade do cuidar; valorizar as emoções que nos une enquanto humanos; ter ousadia; gerar dúvidas nas certezas; zelar pela circularidade e horizontalidade nas relações; ver o outro como recurso; aceitar a imprevisibilidade e usar o humor com amor.

DESCRIÇÃO DA EXPERIÊNCIA

Trata-se de relato de experiência no qual refletimos sobre a nossa vivência como terapeutas comunitárias integrativas na realização de rodas de TCI *on-line*, durante o período de março de 2020 a março de 2022.

Em parceria com o Ministério da Saúde, este é um projeto que já realizou, nesse período, em torno de 2.400 rodas de TCI *on-line*, com o envolvimento de aproximadamente 70 terapeutas comunitários, em rodas realizadas em português, francês, espanhol, italiano e inglês. Para este capítulo utilizamos como base as rodas de TCI *on-line* ofertadas pelos polos de formação em TCI do Estado do Paraná (Movimento Integrado de Saúde Comunitária - MISC-PR); Estado da Paraíba (Movimento Integrado de Saúde Comunitária - MISC-PB) e Estado do Rio Grande do Sul (Instituto CAIFCOM). As rodas ocorreram semanalmente com uma média de 30 participantes, sendo a maioria mulheres adultas e idosas.

Vale destacar que, até o momento pandêmico, as rodas eram majoritariamente presenciais. Com a necessidade de adaptação devida ao isolamento social, a Abratecom tem financiado plataforma de webconferência para toda a rede utilizar na condução de rodas virtuais, e assim constituiu um grupo de trabalho, composto por representantes dos polos formadores, para a elaboração de um documento orientador das rodas de TCI *on-line*, com posterior oferta de oficinas para capacitar as equipes dos polos formadores e de cuidado a lidar com as ferramentas da tecnologia.

É importante mencionar que as rodas de TCI *on-line* começaram a ser oferecidas para o público em geral a partir do mês de abril de 2020 e que o número de participantes chegava a 100 pessoas (principalmente naquelas conduzidas pelo Professor Adalberto Barreto). Nas rodas conduzidas por outros terapeutas, a frequência ainda era pequena. Contudo, a partir de junho de 2020 foi constatado um acréscimo do número de participantes, tendo decrescido na medida em que aumentou a quantidade de pessoas vacinadas e quando o retorno a atividade presencial foi necessário. Todavia, as rodas continuaram acontecendo e hoje se tornaram imprescindíveis para a população de pessoas vulneráveis, principalmente para os idosos.

A TCI *ON-LINE* E AS PRINCIPAIS INQUIETAÇÕES NA PANDEMIA

Ao longo do período de dois anos de realização das sessões *on-line*, foi observado que as inquietações trazidas para as rodas foram mudando de acordo com o contexto sanitário da pandemia. Logo no início da quarentena, o medo do desconhecido e do invisível foi avassalador; o fato de os participantes, em grande parte, estarem nos grupos de risco com alta vulnerabilidade para adoecer determinou que vivenciassem uma restrição de contato humano bem maior do que o desejado. Muitas pessoas idosas ficaram em ambiente restrito dentro da própria casa e outras foram morar com filhos. Mulheres e homens adultos que trabalhavam fora passaram a trabalhar dentro do próprio lar, no modo *home office*. Crianças e adolescentes não puderam frequentar a escola nem outros ambientes de lazer e de sociabilidade. A vida urbana ficou paralisada e o espaço familiar foi desafiado.

O TC, ao iniciar a roda com o acolhimento e, em seguida, abrir um espaço de fala e de escuta, estimula as pessoas usando o ditado popular: "quando a boca fala o corpo sara e quando a boca cala o corpo adoece". Assim, nas rodas as pessoas falam para expressar seus sentimentos e inquietações numa tentativa de pedir ajuda para encontrar possíveis modos de lidar com a situação desconfortável apresentada.

O MEDO DE SER CONTAMINADO E DE MORRER SEM ASSISTÊNCIA MÉDICA E FAMILIAR

O medo é considerado uma emoção forte que nos paralisa. É uma reação a uma situação inesperada e ameaçadora. No caso da pandemia, o medo de ser contaminado e de morrer atravessou o espaço-tempo de nossa existência, principalmente durante os períodos em que aumentava o número de pessoas contaminadas e de mortos. Nas falas dos participantes foi possível perceber os sentimentos de medo, angústia e ansiedade provocados pela pandemia:

> *"Desde o começo dessa pandemia, eu e meu marido estamos aqui, trancados dentro de casa, sem receber ninguém! Nem filhos, parentes, amigos... temos medo de pegar essa doença e morrer sem ninguém da família por perto... Somos pessoas idosas."*

> *"Tem dias que não durmo, fico assustada! Penso que se eu morrer... Como vai ficar a minha família? Tenho filhos pequenos que ainda precisam muito de mim. Fico paralisada, só de pensar que isso pode acontecer."*

Na perspectiva de ver a família como um sistema aberto, em que as trocas afetivas são constantes, observamos que no contexto da pandemia as tensões aumentaram e tanto a dinâmica como a coesão familiar passaram por momentos de vulnerabilidade. Na visão sistêmica, o ser humano compõe uma teia indissociável de relações estruturadas a partir de vínculos e contatos. Portanto, o medo da morte limitou o espaço de convivência tanto dentro como fora do lar, ameaçando a nossa sociabilidade, tornando os vínculos familiares mais frágeis.

Cada pessoa é uma peça do sistema e quando uma reage, ela estimula e desencadeia uma onda de efeitos que gera a possibilidade de criar novas estratégias para equilibrar o sistema. Assim, buscamos contextualizar a situação de desconforto eleita pelo grupo para aprofundar a nossa compreensão. Por meio de perguntas, procuramos saber como a pessoa está vivendo a situação, quem mais dentro do seu sistema está sendo afetado, quais sentimentos estão aflorados, quais os recursos de que dispõe para lidar com a situação, entre outros.

Ainda de acordo com Barreto (2010)[6], os participantes das rodas de TCI, ao externarem seus sentimentos, inquietações e angústias, exprimem também suas dúvidas e anseios e libertam muitas de suas emoções, tais como o medo, a raiva e a tristeza. Nesse movimento, na medida em que se "liberta" daquela sensação, também desencarcera o que lhe oprime, permitindo que as pessoas reflitam acerca do que lhes aflige, fazendo, por fim, evocar estratégias práticas, preventivas e curativas.

Também observamos que conforme a pandemia foi se expandindo e interiorizando-se, isto é, chegando mais perto de pessoas que eram parte da família ou amigos, o medo de ser contaminado e de morrer, assim como a impotência, foram frequentes, reais e vividos em experiências físicas e emocionais.

> *"Tenho medo da solidão, medo de morrer sem ter um parente por perto... Estou longe da minha filha e não posso ajudá-la. Sinto insegurança e impotentência e às vezes um vazio existencial."*

> *"Tenho perdido a paciência com meu pai, pois ele sai de casa sem máscara e coloca todo mundo em risco!"*

O medo enquanto emoção coletiva nos obrigou a uma parada dentro do nosso espaço doméstico. "*Se puder, fique em casa!*" Essa afirmação cotidiana pelos meios de comunicação de massa gerou um vazio existencial pela ausência da presença do outro– ficamos sem alteridade, nos sentimos desamparados, incapazes, abandonados e inseguros. Miskolci (2021)[8] nos faz lembrar que "quando o que era risco se materializou em perigo epidemiológico, a incerteza gerou cálculos, projeções e probabilidades sobre a curva da epidemia, mas também instaurou um estado de crise que vinculou a coletividade e os sujeitos". A impotência e a tristeza que foram trazidas como inquietações para as rodas de TCI *on-line* revelaram a fragilidade na qual tais pessoas se encontravam, pelo fato de não poderem mais atuar como sujeitos ativos de suas decisões.

A partir do segundo ano da pandemia, quando se esperava uma diminuição de casos e de mortes, em virtude do aumento do número de pessoas vacinadas, veio mais uma "onda" com uma nova variante do vírus e foram surgindo nas rodas sentimentos de impaciência, sobrecarga, esgotamento, tristeza, frustração, com os quais outros participantes se identificavam por ressonância. Essas inquietações eleitas pelo grupo para serem aprofundadas durante a roda abriam um espaço de fala maior durante a partilha das experiências, uma vez que as pessoas estavam ansiosas para retomarem suas atividades cotidianas – visitar parentes, amigos, viajar, fazer compras –, para os filhos regressarem às aulas presenciais e para suspenderem o uso da máscara.

As falas das participantes mostram algumas facetas desses sentimentos que não podiam ser superados sem que fossem expressos verbalmente no coletivo, elas contêm um pedido de ajuda no sentido de encontrar estratégias para lidar com um contexto desafiador:

> *"Estou me sentindo impaciente e cansada dessa rotina, só fazendo coisas repetitivas, com medo do futuro... Sem direção, sem rumo e me sentindo sobrecarregada"*

> *"Sinto raiva de quem não toma a vacina, porque essa onda esticou ainda mais essa pandemia que parece não ter fim! Estou cansada, meus filhos sem escola, marido desempregado..."*

Sabemos que o estresse prolongado tem sérias consequências na vida pessoal, familiar e social. Os sentimentos de impaciência, medo, sobrecarga, raiva e cansaço são sinais claros de esgotamento físico e mental. A pandemia foi e ainda é um evento estressante e que merece atenção específica e urgente das políticas de saúde, especialmente da saúde mental, pois os efeitos em curto, médio e longo prazo podem ser devastadores. Acreditamos que somente após alguns anos pós-pandemia poderemos ter mais clareza das consequências nas várias dimensões de nossas vidas.

ESTRATÉGIAS DE ENFRENTAMENTO E APRENDIZADOS

Durante muito tempo o estresse dominou a maioria da população, pois perceberam que a pandemia estava "fora de controle". Os recursos pessoais e sociais disponíveis não serviam para enfrentar um inimigo invisível e desconhecido. Nesse contexto, foi necessário descobrir novas formas de acolher os sentimentos que afloravam, para sair desse modo "*stand by*" e buscar novos recursos psicossociais para lidar com o sofrimento psicoemocional.

As estratégias mais mencionadas para superar o sentimento de estar isolado, aprisionado, sem poder expressar afeto por intemédio do abraço, do beijo e de outras formas de carinho que são tão importantes no âmbito familiar, tomaram outras formas, principalmente por meio do uso da tecnologia. Fazer vídeos e enviar mensagens para filhos, pais, parentes, ter celebração de aniversário *on-line* ou encontros semanais programados para conversar e trocar informações. As falas das participantes a seguir retratam algumas dessas situações:

"Pela primeira vez meu aniversário foi comemorado com pessoas da família que fazia tempo que não via! Me deu vontade de abraçar todos, mas compreendi que ainda não podia! Mas gostei!"

"Como não posso abraçar meus netos, eu coloco um lençol bem grande em mim e neles também e com máscaras! Dou um abraço e mato a minha saudade!"

"Passei a rezar com mais frequência e busquei fortalecer a minha fé em Deus e aqui na telinha rezamos o terço todas as quintas-feiras. Também aprendi a sorrir com os olhos."

Nossa cultura é a de tocar, cheirar, sentir... O ser humano tem a necessidade de conviver efetuando trocas afetivas e culturais, portanto, com a sociabilidade ameaçada, os vínculos se tornaram suscetíveis e a nossa sobrevivência foi afetada. A TCI *on-line* favoreceu essa troca no meio digital, pois os encontros nas rodas foram fortalecidos pelos rostos, sorrisos, acenos, músicas, danças, choros. Entendemos que diferentemente da sociabilidade presencial, a digital ocupou um espaço nas nossas vidas, dando sentido ao nosso cotidiano comprometido pela presença do vírus, demarcando os limites dos nossos comportamentos corporais.

O encerramento da roda é sempre especial, um momento em que todos somos convidados a compartilhar nosso aprendizado. Os rituais de agregação são importantes nessa etapa, pois reforçam a dimensão coletiva. Nas rodas *on-line*, o abraço coletivo foi substituído pelo abraço virtual. Esse é um momento importante, pois as pessoas se conectam, pelo gestual do abraço ou pelo olhar possível.

O TC agradece ao protagonista por ter confiado no grupo e relatado a sua história, reforça a potência da comunidade, em que cada um é doutor da sua própria dor. Abre espaço para que as pessoas compartilhem o que aprenderam, o que levam do encontro, a quem querem agradecer o aprendizado ou as reflexões feitas. Assim, emergiram depoimentos dos participantes acerca dos aprendizados vivenciados:

"Aprendi a falar sobre mim, sobre meus sentimentos, a falar sem brigar."

"Aprendi a conviver. Aprendi a me cuidar, aprendi a valorizar a vida. Aprendi a viver um dia de cada vez."

"Eu aprendi que aqui a família afetiva é importante, às vezes até mais do que a biológica. Tenho minha mãe, minha filha, mas também tenho as amigas e irmãs que a TCI me trouxe. Eu sei que família é um laço muito forte mas a terapia para mim foi como uma família mesmo."

CONSIDERAÇÕES FINAIS

A partir da experiência vivida consideramos que a TCI foi viável no espaço *on-line* para acolher as inquietações das famílias nesses tempos de pandemia. Como prática psicossocial avançada, ela se mostrou capaz de garantir espaço de fala e de escuta, bem como o acesso para pessoas de diferentes localidades, regiões e países, chegando até as casas, ambiente de trabalho e, até mesmo, no trânsito.

Os sentimentos não reconhecidos e não verbalizados, como medo e raiva, foram predominantes ao longo do período pandêmico e encontraram nas rodas de TCI *on-line* espaço seguro e favorável para serem compartilhados e compreendidos.

A diversidade de pessoas oriundas de distintas culturas e nacionalidades propiciou uma troca de experiências mais ampliada, que possibilitou o aumento dos nossos repertórios de recursos pessoais e culturais para lidar com a situação pandêmica.

A riqueza dessa experiência foi materializada pela possibilidade de participar de rodas conduzidas por outros terapeutas comunitários, inclusive com o criador da metodologia, que estimulou a ousadia e a criatividade entre os terapeutas para poder sonhar com o que considerávamos até então inimaginável.

Ao ouvirmos histórias de sofrimento que envolviam perdas de pessoas queridas, situações de medo, abandono e impotência, foi sendo criado um sentimento coletivo de empatia por ressonância, de pertencimento e vinculação humana e solidária. A TCI *on-line* foi e tem sido um espaço simbólico de "UTI emocional" para as famílias e comunidades, que ao compartilharem sua essência, suas casas (pelas câmeras) e suas intimidades domésticas e emocionais, se conectam de forma mais consciente e esperançosa consigo mesmo e com o outro – seja com a família que os laços de laços de sangue uniram, seja com a família que os laços de afeto construíram pelo amor e pela dor.

REFERÊNCIAS BIBLIOGRÁFICAS

1. BROOKS SK, WEBSTER RK, SMITH LE, WOO L. The psychological impact of quarantine and how to reduce it: rapid review of the evidence. *The Lancet* 2020; 10227 (395): 912-920.
2. BUENO S, MARTINS J, PIMENTEL A, LAGRECA A, BARROS B, LIMA RS. Visível e invisível: A vitimização das mulheres no Brasil. 3 ed. Disponível em: https://forumseguranca.org.br/wp-content/uploads/2021/06/relatorio-visivel-e-invisivel-3ed-2021-v3.pdf; acessado em 05 de maio de 2022.
3. MIQUELETTO MI. Uniões Estáveis para pensão do INSS crescem 14% durante a pandemia. Disponível em: https://economia.uol.com.br/noticias/estadao-conteudo/2021/09/29/unioes-estaveis-para-pensao-do-inss-crescem-14-durante-pandemia-dizem-cartorios.htm; acessado em 05 de maio de 2022.

4. WORLD HEALTH ORGANIZATION. WHO Coronavirus (COVID-19) Dashboard. Disponível em: https://covid19.who.int/; acessado em 05 de maio de 2022.
5. BARRETO AP; FERREIRA FILHA MO, SILVA MZ, NICOLA V. Integrative community therapy in the time of the new coronavirus pandemic in Brazil and Latin America. *World Soc Psychiatry* 2020; 2:103-105.
6. BARRETO AP. Terapia comunitária: passo a passo. 4 ed. Fortaleza: LCR, 2010.
7. BARRETO AP, LAZARTE R. Uma introdução à Terapia Comunitária Integrativa: conceito, bases teóricas e método. In: Ferreira Filha MO, Lazarte R, Dias MD. Terapia Comunitária Integrativa: uma construção coletiva do conhecimento. João Pessoa: Editora Universitária da UFPB, 2013. p.45-63.
8. MISKOLCI R. O medo da pandemia como questão sociológica. Blog da Biblioteca Virtual do pensamento social, 2020. Disponível: https://ppg.saudecoletiva.sites.unifesp.br/noticias/o-medo-da-pandemia-como-questao-sociologica-por-richard-miskolci; acessado em 09 de maio de 2022.

05

Saúde mental na atenção primária à saúde

Bruno Henrique de Castro Amato

"Quando direcionamos toda nossa energia para o uso de uma ferramenta específica, corremos o risco de não perceber que existem outros caminhos para alcançar o objetivo final."
(Maria Leise B. C. Amato)

PRÓLOGO

No dia 2 de abril de 2020, enquanto a Itália passava por seu pior momento em mortalidade e o sistema de saúde estava colapsado, eu me disponibilizava para uma eventual necessidade de plantonista na Santa Casa de São João Del Rei, Minas Gerais. No consultório, enquanto esperava pacientes para entregar receitas de uso controlado, porque ninguém iria presencialmente à consulta, fazia os ajustes finais da reunião com os residentes de Medicina de Família e Comunidade da Universidade Federal de São João Del Rei (UFSJ). Estava ansioso, não pela aula, mas por ser a primeira vez que a faria *on-line*.

Nos jornais, em conversas entre pares, amigos e família, só se falava da covid-19, ainda que, naquele momento, em Minas Gerais, registravam-se somente quatro óbitos confirmados e, apenas, 370 casos, quase todos concentrados na capital Belo horizonte. O medo do vírus tomou conta.

Duas semanas antes, por precisar ficar na linha de frente, levei minha esposa e meu filho até uma pequena cidade do sul do estado. Era dia 22 de março, data em que o estado de São Paulo entrou em quarentena e, aparentemente, todos os municípios brasileiros decidiram fazer o mesmo. Ao longo da viagem, o cenário foi de filme apocalíptico. Havia barricadas nas entradas de todas as cidades que atravessamos. Os motoristas, sem exceção, eram parados para informar sobre a chegada e saída, assim como o motivo de estarem somente passando por ali. As anotações eram feitas com uma caneta, passando na mão de todos para assinar a folha de controle. Conversávamos pela janela do automóvel, sem máscara. Pela escassez do insumo, os profissionais de saúde tinham prioridade – a pandemia acabara de iniciar e a falta de alguns equipamentos era uma realidade. Normalmente, o álcool para as mãos era oferecido, após assinatura.

Os agentes de controle eram os profissionais de saúde que trabalhavam na atenção primária. Quando eu perguntava onde trabalhavam, a resposta era unânime: "No posto de saúde. A administração municipal nos deslocou, já que não existe busca por atendimentos na unidade básica. As pessoas estão com medo de sair de casa." Foram cinco municípios até chegarmos ao destino.

Assim se iniciava uma tentativa de organização do nosso sistema de saúde.

CONTEXTUALIZAÇÃO DO PAPEL DA UNIVERSIDADE FEDERAL DE SÃO JOÃO DEL REI E O PROGRAMA MAIS MÉDICOS PARA O BRASIL

Na UFSJ, somos responsáveis pela coordenação regional do Programa Mais Médicos para o Brasil, na maior parte do estado de Minas Gerais. Chegamos a orientar mais de 900 médicos, em, aproximadamente, 280 cidades, distribuídas em quase todas as regiões do estado, com exceção de apenas seis.

Nossa função consiste, resumidamente, em dar suporte, orientar e coordenar os supervisores, médicos experientes, que ficam disponíveis para auxiliar os médicos das equipes de estratégia de saúde da família cadastradas. Antes da pandemia, eles viajavam mensalmente às cidades, mantendo contato próximo com a gestão local. A proximidade possibilitou maior compreensão da rotina do Sistema de Saúde, acompanhando as decisões em tempo real, ao longo da pandemia.

O MEDO INICIAL E A FALTA DE COORDENAÇÃO DO SISTEMA DE SAÚDE

O coronavírus é nosso velho conhecido. Por meio de uma simples busca em base de dados científica, como PubMed, encontramos publicações sobre revisões de literatura anteriores a 2019, com mais de 390 artigos disponíveis, incluindo temas como a origem e evolução das cepas mais agressivas. A identificação da pneumonia causada pelo novo coronavírus, inicialmente denominada SARS-CoV-2, gerou preocupação porque nunca havia sido registrada em humanos.

A pandemia foi reconhecida pela Organização Mundial de Saúde (OMS) em 11 de março de 2020, tendo sido anunciada como emergência de saúde pública de importância internacional em janeiro do mesmo ano. A terminologia deve ser levada em consideração porque serve de alerta: "um evento extraordinário que pode constituir um risco de saúde pública para outros países devido a disseminação internacional de doenças; e potencialmente requer uma resposta internacional coordenada e imediata."[1] Pandemia não determina a gravidade do problema, mas chama atenção para o processo de transmissão e possíveis dificuldades. Como em janeiro havia pouca informação sobre a gravidade do vírus, nosso carnaval, no final de fevereiro, aconteceu sem restrições.

Quando Wuhan, na China, começou a fazer hospitais de campanha e o sistema de saúde italiano não suportava mais internações, já registrávamos os primeiros casos e algumas mortes no Brasil. A Itália saiu de cinco mortes diárias no início de março para 837 no final do mesmo mês. Aqui, já conseguiríamos dimensionar a gravidade do problema, se olhássemos o alerta de pandemia com a devida atenção que ele merecia.[2]

Ficamos estarrecidos ao ver o sofrimento de outros lugares do mundo.[1] Medo e dúvida se propagaram na mesma proporção por nosso país. A indecisão sobre a melhor estratégia de combate inicial da situação levou os municípios a tomarem medidas desesperadas, sem saber exatamente o que deveriam fazer e como orientar a população. Uma reação natural ao medo é o conhecido dilema de "luta ou fuga"; como o vírus não era bem conhecido e as ferramentas de luta não eram bem estabelecidas, o que prevaleceu foi o isolamento em massa até que se encontrasse uma definição para o que deveria seria feito.

Existia um problema: o vírus. Apesar de poucos casos, a transmissão comunitária já havia se instalado. Outro fato inquestionável era que lidar com a pandemia traria problemas econômicos, independentemente do isolamento proposto na época, exatamente como estava acontecendo na Itália. Sem conseguirmos olhar com clareza, com uma chuva de informações desencontradas, o medo pegou carona em condições que ainda não estavam instaladas. Os questionamentos sobre um falso dilema, de precisar escolher entre saúde e economia, amplificaram o que já estava difícil.[1]

Os resultados: barricadas nas cidades, inicialmente sem máscaras, isolamento social sem critério, propagação do vírus, instabilidade nos empregos, dificuldade em abastecimento dos suprimentos básicos, aumento do medo e da insegurança.

Por outro lado, manifestações de compaixão e colaboração aconteceram de forma espontânea. Desde pequenos atos, como fazer compras para vizinhos que ainda não se conheciam, ao livre acesso a grandes plataformas de conhecimento científicos globais, levando informações atualizadas e criteriosas a todos. Por alguns meses, o sentimento de cuidar do próximo diminuiu o sofrimento individual.[1]

Aberturas criteriosas, baseadas no risco de contaminação, disseminação local do vírus e ocupação dos leitos direcionados à covid-19, foram aplicadas em algumas regiões da Europa ainda em maio de 2020.[1] Informações estavam disponíveis a serem aplicadas, com relatos e disposição desses lugares em compartilhar os êxitos e fracassos.

No início da pandemia, assim que o *lockdown* (isolamento completo) foi estabelecido, todos os supervisores do Programa Mais Médicos passaram pelos mesmos problemas que descrevi, no início do capítulo, em minha viagem. Alguns foram até proibidos de entrar nos municípios. É claro que, em março de 2020, esses profissionais também se sentiam desconfortáveis com o deslocamento e o próprio Ministério da Educação, entendendo os riscos, orientou desempenhar a supervisão de maneira remota, usando ferramentas virtuais. Nesse momento, não havia união entre gestores, ou qualquer coordenação do processo que orientasse o fechamento ou a abertura. Sem estabelecer critérios mínimos de prioridade, com visão global, seria impossível realizar um isolamento intermitente, ação que poderia minimizar os prejuízos econômicos inerentes à presença do vírus.[1] O olhar sistêmico fica mais claro, tomando todo o estado como exemplo: são 853 municípios, 72 possuem população superior a 50 mil habitantes e mais de 700 cidades têm a população abaixo de 25 mil habitantes.[3] Para organizar as regiões de saúde, um município de referência, maior, absorve necessidades dos menores, formando microrregiões de saúde. Mesmo essas cidades referências não conseguem absorver toda a demanda da região, sendo necessário somar microrregiões, orientando a demanda para um município ainda mais populoso e estruturado, formando a macrorregião. Seguindo o mesmo raciocínio, a união de macrorregiões origina a mesorregião.[4]

O mapa usado nessa organização já existe desde 1989, pouco antes da criação do Sistema Único de Saúde (SUS). Infelizmente, em Minas Gerais, só conseguiu ser utilizado para estabelecer critérios de isolamento e abertura a partir de julho de 2020, ainda que para adesão municipal voluntária em relação à ação coordenada. Apesar de cada esfera do governo (municipal, estadual e federal) ter responsabilidade nas políticas públicas em saúde, na prática, os municípios assumem papel protagonista – possuem mais autonomia do que deveriam e são eles que emitem o parecer final nas pactuações intermunicipais para estabelecer a execução de grande parte dos recursos direcionados à saúde.[5]

O legado que carregamos é a constatação da urgência em pensar no sistema de saúde de forma ampliada. Se funcionamos como bolhas, sem olhar sistêmico, coordenado e com diretrizes estabelecidas, cada lugar toma sua decisão independente. Tais decisões são tomadas, na maioria das vezes, com direcionamento político, sem respaldo na melhor evidência disponível. Dessa forma, as ações tendem a ser arbitrárias, gerando desperdícios e baixa efetividade.[4-7]

Perdemos, então, em saúde e economia!

O PAPEL DA ATENÇÃO PRIMÁRIA À SAÚDE (APS) NA ORGANIZAÇÃO DO SISTEMA

Logo após a primeira grande guerra mundial, os países europeus estavam com dificuldades orçamentárias. Precisavam otimizar sua gestão. A busca por um modelo de saúde organizado, efetivo e sustentável financeiramente tornou-se questão de sobrevivência. Nesse contexto, em 1920, surge a ideia de atenção primária à saúde no relatório Dawson, com a atribuição inicial de ser a porta de entrada do sistema. O conceito foi se modificando à medida que cada país tentava direcionar os cuidados de saúde a seu modo. Após muitas tentativas, em 1978, na cidade de Alma Ata, por meio da Conferência Internacional Sobre Cuidados Primários de Saúde, foi possível organizar quais seriam as necessidades básicas, comuns a qualquer organização.

Quase um século se passou até conseguirmos evidências suficientes para entender quais qualidades permitem à atenção primária à saúde (APS) atingir seus objetivos dentro do sistema. Segue um resumo:

- Atributos definidores/essenciais:[4,6-9]
  - primeiro contato/acesso; coordenação do cuidado; cuidado longitudinal; cuidado abrangente/integral.
- Atributos derivados:[4,6,7,9]
  - foco na família; orientação comunitária; competência cultural.
- Funções da atenção primária:[4,6,7]
  - Resolubilidade; centro de comunicação/habilidades de comunicação; responsabilização comunitária/sanitária.

Como o entendimento dos atributos essenciais e funções é a base para a compreensão do assunto que abordamos neste capítulo, segue uma explicação mais detalhada de como eles se aplicam, de modo a destacá-los ao longo do texto.

Para facilitar a escolha da APS como *porta de entrada* preferencial do sistema, melhor que esteja localizada próxima à população. Mesmo se mais distante, deve existir um vínculo entre equipe e paciente, levando à escolha daquele serviço em detrimento dos outros. Para isso ficar confortável, o funcionamento deveria permitir abertura, *facilitar o acesso* para tirar dúvidas, bem como resolver os problemas relacionados à saúde.

Não deve existir restrição de queixas; é necessário acolher as demandas de forma *integral*. Nesse sentido, um serviço com profissionais qualificados deve conseguir resolver de 80 a 90% delas. Assim, estabelecer uma boa relação depende de atender minimamente às expectativas dos pacientes quando se dirigem à Unidade Básica de Saúde (UBS). Sem isso, em algum momento, o indivíduo desiste, quebrando o atributo de *porta de entrada* preferencial.

Quando a equipe assume a *coordenação do cuidado*, outros profissionais podem ser envolvidos para elaborar um plano de cuidado conjunto. Importante ressaltar que no compartilhamento do cuidado a equipe não encaminha com o objetivo de transferir responsabilidade. O paciente sempre volta para a APS. O especialista pode, inclusive, ajudar, usando o matriciamento e capacitando a equipe para lidar com casos semelhantes ao que foi encaminhado.[10] Identificar em que momento o paciente precisa de outros setores é tão importante quanto ser resolutivo.

Ao manter o cuidado ao longo do tempo, com atenção *longitudinal*, nos diversos momentos da vida de cada indivíduo, a confiança vai sendo construída, contribuindo ainda mais para os outros atributos. Essa característica faz da APS uma ferramenta fundamental no combate à desinformação. É necessário, também, usar informação de qualidade e habilidades de comunicação, para estabelecer uma relação saudável entre equipe e população. A informação precisa ser o mais imparcial possível. A ciência consegue informações de qualidade, entendendo que podem ser limitadas em determinado momento e se abrindo para considerações plausíveis. Com critérios bem aplicados, conseguimos identificar onde existe parcialidade.

Ao contrário do que muitos pensam, a melhor prática de saúde baseada em evidência, ferramenta inseparável da APS, precisa levar em consideração as incertezas e preferências do paciente. Os limites das considerações individuais estão em não prejudicar. Quando os objetivos individuais vão de encontro ao risco, aplicamos um tipo de prevenção pouco conhecida, chamada de quaternária.[7]

É comum associar prevenção somente às intervenções que evitam doenças, mas existem quatro formas de prevenir e essa é somente uma delas, chamada primária. Identificar os problemas em fase inicial e evitar complicações de doenças conhecidamente já estabelecidas são outras duas formas de prevenção, denominadas secundária e terciária, respectivamente. É importante ressaltar que incorporar prevenção e promoção de saúde em qualquer oportunidade precisa ser realizado em todos os níveis de atenção à saúde, não somente na APS.

Olhar para a região que cuida, com discernimento epidemiológico, levando em consideração o aumento na incidência de determinadas condições, promove a *responsabilização* da equipe. Elaborar estratégias de combate ao problema junto à população cuidada e acionar os diferentes setores faz da APS o centro de *comunicação* da rede. É preciso ser protagonista na definição das estratégias de enfrentamento, gerando informações e propondo soluções para consideração do poder público.

A REALIDADE ATUAL DA APS NO BRASIL

A compreensão das potencialidades da APS facilita pensar como ela poderia ajudar o sistema. No entanto, logo pode vir o questionamento: por que nossa percepção, quando lembramos do "posto de saúde", é tão diferente?[11]

Uma provável resposta a essa pergunta poderia se estruturar em torno da ideia de que são poucos os lugares em nosso país onde a APS cumpre minimamente os princípios que a definem.[9] Ao entrarmos em contato com o sistema, existe uma percepção de pouca resolutividade, demora de solução das demandas, baixo acesso aos especialistas e exames.[11]

Paradoxalmente, grande parte dos profissionais que hoje atuam na estratégia de saúde da família não conhece bem os princípios, funções e potencialidades da APS. A experiência com o Programa Mais Médicos permite extrapolar ainda mais, possibilitando afirmar que são cobrados diretamente por uma gestão que, normalmente, entendem menos ainda.

Quanto à gestão, pode não se tratar de intenção deliberada em deixar o sistema desorganizado. Acredito que instigamos a gestão pela expectativa que depositamos nela. Trata-se, em minha perspectiva, de um reflexo do hábito em buscar ajuda somente na agudização do problema e valorizar somente avaliações especializadas.[4,8] Proponho um exercício de situação hipotética para melhor compreensão do que acabo de afirmar: imagine-se no dia 6 de julho de 2020 com uma idade entre 40 e 50 anos, morando em uma pequena cidade no interior do Brasil. O número de mortes na região aumentando a cada dia pela covid-19. Toda a sua família está isolada em casa e diversas incertezas sobre o futuro lhe tomam a mente. Em seguida, inesperadamente, começa a se desenvolver um sentimento de angústia, dor no peito, coração batendo acelerado, suores frios, com a certeza de que algo de pior vai lhe acontecer, e surge a iminente necessidade de cuidado médico. Qual o primeiro profissional que lhe vem à cabeça e em qual contexto?

A maioria pensaria no cardiologista, que de preferência estivesse em um hospital, com "todos os recursos possíveis". Somente depois de fazer vários exames, incluindo eletrocardiograma, ecocardiograma, teste ergométrico e o juramento por escrito de que não existe nada de errado com o seu coração, conseguiria se sentir relativamente mais seguro. É possível que o próprio especialista orientasse buscar um psiquiatra ou psicólogo, com suspeita de síndrome de pânico. Na prática clínica, esse é o cenário comum.

Depois dessa etapa, lhe chega a notícia de que a gestão vai dispensar os especialistas do centro de especialidades médicas. Somente os médicos de família e comunidade estariam disponíveis. Renovariam a unidade básica e aumentariam as equipes da cidade. Quem precisar de atendimento especializado, a partir daquele momento, deveria se deslocar até a cidade referência da região.

Então, como isso lhe soa?

Nada de errado em pensar no cardiologista quando sentir uma forte dor no peito. Menos ainda em ter um hospital bem equipado quando houver necessidade. Mas essa é a típica situação em que tudo seria facilitado se você procurasse o médico de família e comunidade da Unidade Básica de Saúde, ao lado da sua casa, que já havia lhe atendido várias outras vezes por preocupações excessivas em relação ao futuro, sabe que sua alimentação é saudável, conhece seu bom hábito de praticar atividade física regularmente e, por cuidar do restante da família, lembra que não existe histórico de doenças cardíacas. Provavelmente, essa ação lhe polparia tempo e preocupação desnecessários, reconhecendo a ansiedade, otimizando prontamente o tratamento e incluindo o psicólogo no cuidado. Seguramente solicitaria seu retorno o mais breve possível, a fim de avaliar novamente os sintomas. Ainda assim, mesmo sentindo confiança no atendimento, se algum gestor propusesse manter o especialista no município, é provável que a maioria o preferisse em detrimento do que pretende investir no "posto de saúde".

A realidade das equipes de APS no Brasil é de hiperdimensionamento: a maioria cuida de uma população maior que a recomendada pelo Ministério da Saúde.[8] Esse fato isolado já seria suficiente para entender a manutenção da percepção de não conseguirmos confiar na Unidade Básica de Saúde. Isso reforça um funcionamento limitado, sem pessoas e equipamentos mínimos necessários para aumentar a resolutividade ao lidar com problemas agudos, num cenário em que é difícil conseguir consulta e não existe tempo disponível para acolher as queixas adequadamente. Nossa cultura ainda lida pejorativamente com atenção primária como o "posto de saúde", ofertando apenas uma "cesta básica de serviços", focando somente em prevenção. Erroneamente acredita-se que prevenção é somente prevenção primária.[8]

Qualquer sistema que tente lidar com toda demanda por meio do serviço especializado não se sustenta e ainda corre maiores riscos de prejudicar a população assistida.[4,6,7] Parece contraditório, mas usando o exemplo hipotético citado, podemos imaginar o que aconteceria com a ansiedade do indivíduo se nos exames realizados houvesse alguma alteração? Mesmo que ela não representasse risco real à sua saúde, algo foi encontrado e um "problema" foi criado sem necessidade. Achados assim são comuns, com sólidas evidências sobre os prejuízos que os excessos do sistema podem gerar à saúde.[4,6,7]

Entramos em um ciclo difícil de romper, cuja solução é a qualificação dos profissionais, planejamento em rede e gestão adequada dos recursos. Sem treinamento adequado, a APS é um ambiente difícil de suportar. As queixas são as mais diversas e o conhecimento clínico precisa ser robusto. Além disso, é necessário treinar habilidades de comunicação e administrar mazelas de um sistema atualmente sobrecarregado.[4,6,7]

Apesar de importante e uma das especialidades com formação mais abrangente, poucos de nós sabemos o que é a medicina de família e comunidade: uma especialidade qualificada para lidar com esses problemas. Mesmo sendo abrangente, essa especialidade sozinha não é suficiente e, sem seu adequado funcionamento, o restante do sistema entra em colapso.[4,6]

O MANEJO DO SOFRIMENTO MENTAL NA APS AO LONGO DA PANDEMIA

Como o entendimento das principais características da APS pelos profissionais era limitado, a primeira dificuldade no contexto pandêmico foi entender o sentido em redirecionar os esforços da equipe ao atendimento de demandas agudas. Era frequente escutarmos dos supervisores do Programa Mais Médicos o relato de equipes que se recusaram a ficar inteiramente disponíveis para atendimentos de covid. Como a unidade deve ser a porta de entrada do sistema, a resistência dos profissionais em acolher a demanda é uma evidência direta de desconhecimento desse princípio.

No início, os outros motivos foram diluídos e a impressão era de existir um só problema. Quando alguém chegava com aumento da frequência respiratória, imediatamente era encaminhado aos atendimentos de pessoas com suspeita de infecção. Mesmo se a hipótese inicial fosse uma crise de ansiedade.

A citação da crise de pânico não foi aleatória. Quando pensamos na infecção pelo coronavírus, os sintomas mais preocupantes são o aumento da frequência respiratória e a queda da saturação. A hiperventilação (respiração acelerada), gerada pela ansiedade, acaba piorando a sensação de mal-estar, refletindo em aumento dos batimentos cardíacos (palpitações), tontura e até perda de consciência (desmaio). A representação da ansiedade em níveis insuportáveis é o pânico, condição que teve incidência aumentada ao longo da pandemia.[12]

Nos primeiros meses, o temor em sair de casa era tão grande que, mesmo ansiosos, os pacientes se mantiveram isolados.[12] Para sair de casa, só em crise de pânico achando que era covid! Depois de certo tempo vivenciando estabilidade na incidência global de novos casos, ao perceber que poucas pessoas próximas se infectavam, ir ao supermercado não pareceu tão assustador assim. As demandas habituais voltaram às unidades. Nesse momento, as barreiras nas entradas das cidades foram retiradas e o isolamento começou a pesar mais que o medo do vírus.

Seres humanos são animais sociais, assim como a maioria dos primatas. Nossa imaginação passeia por contextos sociais. Com exceção de breves momentos de descanso ou introspecção, não manifestamos o anseio pelo momento da vida em que estaremos completamente sozinhos, assim permanecendo até o final de nossos dias. O desejo persistente de isolamento, sem propósito definido, é um sinal de adoecimento mental.

A perda de energia para o que antes era prazeroso, a dificuldade em ter perspectiva e a falta de disposição em socializar são características básicas para o diagnóstico da depressão. Isso nos leva ao questionamento: se depressão leva ao isolamento, será que o isolamento leva à depressão? As evidências mostram que sim.[12] O mesmo raciocínio se aplica ao sedentarismo e à falta de perspectiva em relação ao futuro. São comportamentos relacionados, em que um pode piorar o outro.[7,12]

As demandas que chegavam à APS, em sua maioria, relacionavam-se à covid-19. As equipes entraram em sofrimento. Incialmente houve dificuldade em conseguir equipamentos de proteção individuais, como máscaras e luvas, e isso se somava às incertezas sobre o tratamento.[1,12,13] Com o passar dos meses, as notícias de profissionais sucumbindo só aumentavam o medo de quem já estava na linha de frente.[12,13] É fácil imaginar os diversos questionamentos, como: "se pegar covid, onde serei atendido?" Quem se enquadrava na população de risco rapidamente se afastava, gerando um déficit ainda maior em um sistema de atenção já sobrecarregado.

Formou-se um caldeirão instável de condições: pandemia de infecção respiratória, ansiedade aumentada na população, isolamento obrigatório com forte pressão de determinantes sociais em saúde, equipe com medo, piora da sobrecarga em um sistema já sobrecarregado, discurso divergente de autoridades e, o pior, sem a mínima perspectiva de quando tudo iria melhorar.

O resultado foi a explosão do sofrimento mental.

Explico. Se entendermos o normal pela definição estatística, pela qual a distribuição de uma característica dentro da população segue um padrão de curva gaussiana, os dois lados estarão simétricos (no formato gráfico de sino). No centro da curva estará o mais frequente, diminuindo gradativamente ao considerar os extremos dessa característica representados no gráfico. O ponto central, mais alto, coincidirá com a média. Ao longo da pandemia, o sofrimento mental aumentou consideravelmente, sendo seguro afirmar que, em média, as pessoas ficaram mais ansiosas, a curva normal se deslocou para um nível de maior ansiedade. Resumindo: o normal era estar ansioso! Se alguém estivesse muito tranquilo, poderia estar "fora da curva".

O acolhimento ao sofrimento mental é precário, não só na atenção primária, mas em todo o sistema de saúde. A separação do físico com o mental está arraigada em nossa cultura ocidental. O simples fato de abordarmos o assunto em um livro separado, com tema específico, corrobora com o entendimento fragmentado de saúde. Confundimos a necessidade pedagógica com a realidade prática.

Acompanhando a rotina dos serviços, frequentemente esbarramos no paradigma em que a urgência, ou problema agudo, só é considerada relevante se for um agravo que coloca em risco a integridade física do indivíduo. Não por falta de informação sobre o conceito ampliado de saúde, de "bem-estar físico, mental e social", mas pela crença de que, como não irá levar ao falecimento ou gerar prejuízo físico imediato, é algo que pode esperar! A importância individual do sofrimento é minimizada. Para um sistema com sensação de estar permanentemente sobrecarregado, a ideia de o indivíduo definir qual será a urgência acaba sendo a última gota d'água na tolerância da equipe, gerando a falsa ilusão de que, ao direcionar a atenção para o físico, as angústias mentais da pessoa serão abordadas em outro lugar, em outro momento!

Segue um exemplo, muito frequente na prática, para ilustrar: a mãe leva seu filho à UBS com sintomas típicos de gripe leve, um resfriado comum, condição autolimitada que raramente gera complicação físicas. Ao longo dos mais de dez anos atuando em pronto-atendimentos, a frase clássica que cansei de ouvir, de vários profissionais de saúde em tom de revolta, era: "Não é possível que precisamos atender gripe aqui. Será que esse povo não sabe que isso é uma unidade para atendimento de urgência e emergência!?" Paradoxalmente, pelos mesmos dez anos, nunca atendi uma mãe que não soubesse fazer diagnóstico de gripe em seus filhos. Em seguida, automaticamente vem a pergunta: se ela já sabe que é gripe, por que busca atendimento? O motivo real da consulta, provavelmente, é o medo de a criança estar com algo grave, além do resfriado, que a mãe não sabe identificar. Porque o fato de o filho estar gripado ela já sabia.

Ao desconsiderar o verdadeiro motivo da busca pelo atendimento, a orientação do profissional seguirá na direção do tratamento sintomático, gerando insatisfação e as famosas frases: "Falou que era só uma gripe!!!" e "Absurdo, receitou só dipirona!!!". Por outro lado, se a preocupação dos pais for considerada como motivo da busca pelo atendimento, a orientação deveria ser tranquilizá-los, explicando todos os sinais que descartam a possibilidade de pneumonia ou doença respiratória grave, portanto, urgente.

Quando a queixa é uma crise conversiva, ansiosa, o raciocínio é o mesmo. Existe uma tendência em ignorar o sofrimento mental, representada por frases que deixam os pacientes ainda piores, como: "Você não tem nada, isso é só da sua cabeça", "Não é nada grave, pode ficar tranquilo". O que o paciente entende é: "Como não é grave, se nunca senti algo pior na vida?", "Como nada, se o que sinto é palpável de tão intenso?".

O resultado é o retorno do paciente à unidade porque seu problema não foi resolvido! Aumenta o trabalho dos profissionais e a angústia do paciente pela manutenção do motivo da consulta.

Na residência médica em Medicina de Família e Comunidade, trabalhamos um aspecto da consulta que tenta diminuir esses desentendimentos. Consiste em buscar o que motivou a pessoa a sair de sua zona de conforto e procurar atendimento. A atenção é voltada para as demandas do paciente, com empatia e dedicação honesta do tempo para entender a pessoa. Compreender quais são seus objetivos, como ele entende que podemos ajudá-lo. A partir daí, construir um planejamento conjunto de enfrentamento, utilizando as informações que o profissional tem, a favor do paciente, sem julgamento de valores. Essa é a descrição sucinta do método clínico centrado na pessoa (MCCP).[14]

INCORPORANDO AS NOVAS TECNOLOGIAS

No meio da pandemia, várias possibilidades se abriram e oportunidades foram criadas. Ferramentas de aproximação com o sistema de saúde tomaram forma e o uso de tecnologias *on-line* facilitou o acesso para muitas pessoas.

Receitas passaram a ser emitidas em via eletrônica, com assinatura digital. A manutenção dos tratamentos seria garantida, mesmo que os pacientes não fossem à unidade. Infelizmente, poucos lugares conseguiram implementar efetivamente seu uso. Como resultado, evidências apontam o aumento da dificuldade no acesso às medicações durante a pandemia.[15] Diversos fatores podem ter influenciado. Muitas farmácias municipais não trabalhavam com sistema informatizado e poucas equipes tinham acesso ao prontuário eletrônico.

O e-SUS, prontuário eletrônico gratuito, disponível pelo Ministério da Saúde, foge à regra. Já existe desde 2013. Sua implantação ajudaria na produção de dados e até no planejamento de estratégias, baseadas em um diagnóstico situacional da população assistida. Houve um esforço do governo federal, mesmo antes da pandemia, por incentivos financeiros, visando garantir sua implantação nos municípios.

Na rotina das equipes da estratégias de saúde da família, é comum dedicar um tempo da semana às visitas domiciliares. Existem critérios que utilizamos para otimizar esse tempo, considerado precioso, já que o médico sai da unidade para atender em domicílio, deixando a UBS desassistida.[7]

Antes da pandemia, era possível ir caminhando pela comunidade, observando as peculiaridades locais. Isso ajudava a ter uma visão ampla do território entendendo suas potencialidades e desafios. Como o número de visitas era limitado pelo tempo de deslocamento, não era possível conhecer a casa de todos os pacientes.

A telemedicina possibilitou a visita domiciliar a todos os pacientes, sem precisar deixar a UBS.[12] Uma avaliação inicial sempre seria possível à distância, já que grande parte dos problemas pode ser identificada com uma boa conversa.[7] A longitudinalidade da APS permite maior tranquilidade em orientações a distância, pelo fato de o profissional de saúde já conhecer o paciente e pela possibilidade de recebê-lo na UBS, se necessário.

No início da pandemia, quando pensávamos não haver medicação para tratamento da infecção causada pelo vírus, nos esquecemos de que o oxigênio estava no centro do tratamento. À medida que as infecções aumentavam, os hospitais lotavam, com vários pacientes internados, exclusivamente, pelo de uso do oxigênio.

Em minha passagem pela área de internação por covid, na Santa Casa de São João Del Rei, cuidei de muitos pacientes que demoravam para receber alta. Algumas vezes a alta desses pacientes demorava até semanas, porque ainda ficavam instáveis sem o O_2. Para eles, o risco maior já havia passado. Usavam baixos fluxos do gás, podendo continuar o tratamento em casa, se a alternativa estivesse disponível. Perdemos uma ótima oportunidade de ampliar a telemedicina como ferramenta para internações domiciliares. Se houvesse logística para disponibilização de O_2 em maior escala e melhor organização do sistema, vários pacientes poderiam ter ficado em casa ou recebido alta mais cedo, lançando mão dessa estratégia, sob os cuidados da APS.

CONSIDERAÇÕES FINAIS

A pandemia nos levou ao limite de quase tudo: recursos financeiros, criatividade, paciência, ansiedade, medo, compaixão, exaustão, solidão. Expôs dificuldades latentes e amplificou as que já existiam. Durante algum tempo, mantivemos relações interpessoais de grupo por mensagens. O que nos fez ler os desentendimentos várias vezes, registrados nos celulares. A situação intensificou as diferenças, porque elas incomodam, mostrando feridas que eram reabertas a cada leitura.

Ao experimentar um suspiro de normalidade, ainda não conseguimos sair do limite. Precisamos voltar a olhar nos olhos, reaprender a socializar e sair do *looping* do medo. Permitir um abraço, uma manifestação de afeto pelo toque e, movidos pela presença, respeitar mais o ser humano, antes escondido numa tela.

Por outro lado, em poucos momentos de minha vida curta como profissional, presenciei inúmeras demonstrações de amor ao próximo e colaboração.

Impossível esquecer um dia, quando a energia da Santa Casa foi interrompida, o gerador não acionou e os colegas de plantão solicitaram ajuda para manter os pacientes respirando. As mensagens foram desesperadoras! Em poucos minutos a área de covid tinha mais profissionais de saúde que pacientes. As internações difíceis de antes deram lugar à ajuda voluntária com disposição para cuidar.

Crises geram oportunidades! É possível aprender, por mais dolorido que tudo tenha sido. Preciso pedir desculpas publicamente a todos que deixei de compreender por defender ferrenhamente a evidência científica, esquecendo que a prática de saúde baseada em evidência carrega em seus princípios entender o interlocutor e utilizar a informação para ajudá-lo com seus objetivos, que, no final, poderia ser proteger a vida.

Assim como no método clínico centrado na pessoa, definir um objetivo comum pode ajudar a diminuir o apego aos meus argumentos e nos colocar no caminho de pensar estratégias juntos, novamente.

REFERÊNCIAS BIBLIOGRÁFICAS

1. GUDI SK, TIWARI KK. Preparedness and lessons learned from the novel coronavirus disease. *Int J Occup Environ Med* 2020; 11(2):108-12.
2. DONG E, DU H, GARDNER L. An interactive web-based dashboard to track COVID-19 in real time. *Lancet Infect Dis* 2020; 20(5):533-4.
3. INSTITUTO BRASILEIRO DE GEOGRAFIA E ESTATÍSTICA. Minas Gerais. Rio de Janeiro; 2022. Disponível em: https://cidades.ibge.gov.br/brasil/sintese/mg?indicadores=29171,25207,29168,29167; acessado em 27 de maio de 2022.
4. MENDES EV. As redes de atenção à saúde. Brasília: OPAS; 2011.
5. LINS JGMG, MENEZES TA. Avaliando o impacto do financiamento governamental federal em saúde na eficácia da atenção primária: evidências para o Brasil mediante internações hospitalares. *Econ E Soc* 2021; 30:1001-32. Disponível em: http://www.scielo.br/j/ecos/a/9WSkH8VRRzYsvtcBFfmmzFH/abstract/?lang=pt; acessado em 27 de maio de 2022.
6. STARFIELD B. Atenção primária: equilíbrio entre necessidades de saúde, serviços e tecnologia. Brasília: Unesco, MS; 2002.
7. GUSSO G, LOPES JMC, DIAS LC. Tratado de medicina de família e comunidade: princípios, formação e prática. 2º ed. Porto Alegre: Artmed; 2019.
8. TESSER CD, NORMAN AH. Repensando o acesso ao cuidado na Estratégia Saúde da Família. *Saúde E Soc* 2014; 23(3): 869-83. Disponível em: http://www.scielo.br/j/sausoc/a/RrDjB4rMb9S4ZwHS6T9kcnC/abstract/?lang=pt; acessado em 27 de maio de 2022.
9. PINTO LF, QUESADA LA, D'AVILA OP, HAUSER L, GONÇALVES MR, HARZHEIM E. Primary care assesment tool: diferenças regionais a partir da Pesquisa Nacional de Saúde do Instituto Brasileiro de Geografia e Estatística. *Ciênc Saúde Coletiva* 2021; 26(9): 3965-79. Disponível em: https://www.scielosp.org/article/csc/2021.v26n9/3965-3979/; acessado em 27 de maio de 2022.
10. FORTES S, MENEZES A, ATHIÉ K, CHAZAN LF, ROCHA H, THIESEN J et al. Psiquiatria no século XXI: transformações a partir da integração com a Atenção Primária pelo matriciamento. *Physis Rev Saúde Coletiva* 2014; 24(4): 1079-102. Disponível em: http://www.scielo.br/j/physis/a/gWc3njNcyWMgsCdKMRHcsDF/abstract/?lang=pt; acessado em 27 de maio de 2022.

11. GOMES MAV, PINTO VO, CASSUCE FCC. Determinantes da satisfação no atendimento das Unidades Básicas de Saúde (UBS). *Ciênc Saúde Coletiva* 2021; 26(4): 1311-22. Disponível em: http://www.scielo.br/j/csc/a/8KkBFNhtbDJmPH3Z5GnRndC/abstract/?lang=pt; acessado em 27 de maio de 2022.
12. MUGHAL F, HOSSAIN MZ, BRADY A, SAMUEL J, CHEW-GRAHAM CA. Mental health support through primary care during and after covid-19. *BMJ* 2021; 373: n1064.
13. LIM J, BROUGHAN J, CROWLEY D, O'KELLY B, FAWSITT R, BURKE MC et al. COVID-19's impact on primary care and related mitigation strategies: A scoping review. *Eur J Gen Pract* 2021; 27(1): 166-75.
14. STEWART M, BROWN JB, WESTON WW, MCWHINNEY IR, MCWILLIAM CL, FREEMAN TR et al. Medicina centrada na pessoa: transformando o método clínico. 3ª ed. Porto Alegre: Artmed; 2017.
15. CASTRO-DE-ARAUJO LFS, MACHADO DB. Impact of COVID-19 on mental health in a Low and Middle-Income Country. *Ciênc Saúde Coletiva* 2020; 23(4): 2457-60. Disponível em: https://www.scielo.br/j/csc/a/FCLGSmf3QZGqsTC4sBVMWFt/?lang=en#; acessado em 30 de maio de 2022.

Seção III

O legado

01

Atendimento psicoterápico *on-line* funciona? A experiência da TCC e *mindfulness*

Isabel C. Weiss de Souza
Maria de Fátima Gaspar Vasques
Karen Szupszynski
Carmem Beatriz Neufeld

"Vulnerabilidade promove conexão e coração ama conexão."
(David Bailey – executivo em tecnologia)

INTRODUÇÃO

A terapia cognitivo-comportamental (TCC) é um modelo de intervenção psicoterápica ativo que tem como objetivo aumentar a qualidade de vida das pessoas, com a redução de problemas de saúde mental e ampliação de estratégias de enfrentamento adaptativas. A TCC é um tratamento psicológico colaborativo que pode ser oferecido em diferentes formatos e populações (individual, grupo, adulto, crianças, adolescentes, pais, casais ou famílias, etc.) e em diferentes contextos. Além disso, a TCC se encontra alinhada com a ideia da prática da psicologia baseada em evidências, apresentando incontáveis estudos científicos desde os anos 1960 até a atualidade, demonstrando efetividade para inúmeros problemas.[1]

A transformação digital ocorrida nos últimos anos tem influenciado um maior uso de tecnologias no cotidiano das pessoas. Na década de 1990, a internet começou a ser popularizada e desde então usada vem sendo usada para fornecer maior acesso de informações às pessoas. Esse despertar tecnológico influenciou as pesquisas relacionadas a intervenções na área da saúde, buscando-se disponibilizar intervenções que fossem acessíveis, de baixo custo e baseadas em evidências. Os primeiros estudos sobre intervenções psicológicas *on-line* foram realizados na década de 1990. Segundo Muñoz et al.[2] inúmeras intervenções baseadas em evidências têm sido disseminadas, porém não estão acessíveis a uma grande parte da população. O processo de transformação digital que vem ocorrendo tem proporcionado possibilidades diferentes de oferecer saúde para as pessoas, disponibilizando informações por aplicativos e/ou sites e obtendo um alcance significativamente maior de usuários. Essas intervenções podem ser oferecidas em diferentes versões. Szupszynski e Markus[3] descrevem os formatos de intervenções *on-line*:

- *Intervenções totalmente autoguiadas*: são mediadas por aplicativos ou páginas web e não disponibilizam contato humano com nenhum profissional. Nessa modalidade de intervenção, o usuário recebe conteúdos que podem incluir textos, áudios, vídeos, entre outros formatos. Esse tipo de intervenção tem como foco a promoção e a prevenção em saúde.
- *Intervenções autoguiadas*: apesar de similar à anterior, esse tipo de intervenção oferece suporte via contato humano, que pode ser síncrono ou assíncrono.
- *Psicoterapia na modalidade on-line*: processo psicoterápico que ocorre mediante o uso de uma plataforma de comunicação e que geralmente é realizado via videoconferência.
- *Intervenções combinadas*: geralmente associam intervenções assíncronas com psicoterapia presencial ou na modalidade *on-line*.

A terapia cognitivo-comportamental tem sido uma das abordagens mais utilizadas em estudos de efetividade das intervenções *on-line* e vem demonstrando resultados extremamente satisfatórios. Pesquisas de protocolos de TCC via internet têm constatado efetividade de inúmeras técnicas, como a psicoeducação, o automonitoramento, a ativação comportamental, exercícios de relaxamento, exercícios de exposição, reestruturação cognitiva, experimentos comportamentais, diários, *mindfulness*, entre outras.[4]

No Brasil, o Conselho Federal de Psicologia vem tratando da regulamentação de atendimentos psicológicos *on-line* desde 2005. Em 2018, foram regulamentados no país os atendimentos integralmente realizados via internet, com a aprovação da Resolução 11/2018,[5] que regulamentou os serviços psicológicos realizados por meio de tecnologias da informação e da comunicação (TICs). No entanto, foi apenas com o surgimento da pandemia de covid-19 que os psicólogos brasileiros direcionaram sua atenção às intervenções *on-line*. Em março de 2020, a população brasileira necessitou cumprir as medidas de isolamento social, tendo impedidas as atividades de trabalho, educação e lazer. As medidas de contenção para a disseminação da contaminação pelo vírus causaram um imensurável impacto social, o que reforçou a necessidade dos serviços em saúde mental. Assim, os profissionais de psicologia adaptaram suas práticas para a modalidade *on-line*, o que despertou maior interesse na área.[6]

Imediatamente após o início da pandemia, alguns pesquisadores brasileiros direcionaram seus esforços para estudos sobre intervenções psicológicas *on-line*, focando na demanda de adaptações adequadas de modelos já validados no exterior e em dados de efetividade. Araújo e Costa[7] realizaram uma revisão sistemática sobre a efetividade da TCC no cenário de pandemia da covid-19. A pesquisa foi realizada nas bases de dados PubMed, Lilacs, Web of Science, Scopus, Embase e PsycINFO, com artigos publicados entre janeiro de 2020 e junho de 2021. Os resultados apontaram que a TCC *on-line* demonstrou efetividade na redução de níveis de depressão, ansiedade, preocupações disfuncionais, trauma, estresse percebido e solidão, bem como melhora da resiliência diante do cenário pandêmico.

Um estudo de Neufeld et al.[8] teve como objetivo oferecer uma intervenção *on-line* em grupo, baseada na TCC, com foco no manejo de ansiedade e estresse, composta de duas sessões que ocorriam na mesma semana. Os grupos ocorreram durante o ano de 2020 e os resultados mostraram diminuição dos níveis de ansiedade, aquisição de habilidades de manejo de emoções desagradáveis para o pacientee o aumento de comportamentos de autocuidado.

Outro estudo[9] propôs um programa para pais com estratégias da TCC. O programa foi realizado em seis sessões *on-line* síncronas de 90 minutos de duração, nas quais eram trabalhadas técnicas como: psicoeducação, atenção positiva, reforçamento diferencial de comportamentos adaptativos, estabelecimento de regras, organização da rotina familiar e identificação dos pensamentos e sentimentos. De acordo com os resultados apresentados, os pais apresentaram níveis menores de sintomas de depressão, ansiedade, estresse, bem como redução do número de problemas e aumento dos comportamentos pró-sociais e adaptativos das crianças.

Almeida et al.[10] aplicaram uma intervenção *on-line* em grupo, de três sessões semanais, baseada na terapia focada na compaixão. Os grupos foram oferecidos durante os anos de 2020 e 2021 e os temas trabalhados foram a prática da "posição" compassiva; ritmo de respiração tranquilizante (respiração calmante); prática "Lugar seguro"; exercício "Explorando o eu compassivo"; entre outros. De acordo com os resultados obtidos, houve redução, com diferenças estatisticamente significativas, de depressão, ansiedade e estresse. Os dados qualitativos também indicaram mudanças em termos de compaixão e de autocompaixão.

Segundo Reis e Almeida,[11] técnicas vivenciais, como imagens mentais ou *mindfulness*, tinham sua aplicabilidade restrita às modalidades presenciais antes da pandemia. No entanto, com a mudança de perspectiva e a necessidade de continuidade dos tratamentos, essas técnicas foram adaptadas e amplamente aplicadas em atendimentos *on-line* síncronos, demonstrando resultados similares aos obtidos na modalidade presencial.

Além da atenção voltada à análise de intervenções baseadas em TCC, estudos obtiveram como foco a estruturação de programas e o treinamento/supervisão de terapeutas para intervenções *on-line*. Barletta et al.[12] descrevem conceitos relevantes sobre ensino e questões éticas tanto na construção de intervenções *on-line* quanto no treinamento de terapeutas. Além de conceitos básicos da TCC, os treinamentos ofereciam informações sobre a história das intervenções *on-line*, diferenças entre intervenções síncronas e assíncronas e modelos de atendimento via plataforma ou *chat*. Todo o programa descrito pelas autoras foi idealizado a partir da pandemia de covid-19 e foi totalmente fundamentado na TCC.

MINDFULNESS E TERAPIA COGNITIVO-COMPORTAMENTAL

O constructo

Trazer a atenção de volta, não se engajar em seus pensamentos, perceber pensamentos como pensamentos, focar na respiração, manter a coluna ereta e os pés no chão, sentir o chão sob seus pés, respirar onde dói, sentir o contato de sua roupa com a sua pele, experimentar as diferentes sensações de temperatura em seu corpo neste momento, acompanhar o movimento da inspiração e da expiração, dedicar-se à experiência da audição sem julgamentos ou categorizações, soltar a língua do céu da boca assim como soltar a mandíbula... Você se sente familiarizado(a) com essas experiências?

Exercícios regulares de atenção plena (*mindfulness*), como os que acabamos de citar, podem conduzir para a orientação aberta à própria experiência e, com curiosidade, aceitação e abertura, permitem explorar a realidade dos fenômenos e acontecimentos livres de nossos filtros cognitivos, tendências (vieses) e expectativas. A mente automática tende a se antecipar à experiência, utilizando-se de categorias já reconhecidas, o que nos impede, muitas vezes, de nos abrirmos a ela, extraindo nova aprendizagem ou, simplesmente, extraindo a vivência do momento presente.[13]

O constructo *mindfulness* refere-se ao desenvolvimento de uma consciência plena, focada no momento presente, não julgadora, permitindo flexibilidade da atenção em contrapartida a padrões automáticos hiperaprendidos. Proporciona desenvolvimento de resiliência no enfrentamento das situações desafiadoras, por meio do desenvolvimento de uma posição em perspectiva em relação aos pensamentos, emoções e sensações (metaconsciência), o que permite o não engajamento em padrões disfuncionais habituais e a abertura para novas opções de respostas diante dos desafios.[14]

Como estado mental, *mindfulness* vem sendo associado a um "modo ser", um processo cognitivo não narrativo baseado na experiência direta e na intencionalidade, orientado ao presente e aberto ao que já é, em contrapartida ao "modo fazer", descrito por Demarzo e Campayo[13] como um modo de funcionamento conceitual, voltado ao cumprimento de metas, automático, que vive analisando discrepâncias, julgando e rejeitando experiências, evitando o mal-estar, orientado ao passado e/ou ao futuro.

Ambos são complementares, no entanto a vida agitada e totalmente projetada no futuro (ou no passado) torna-se incompatível, muitas vezes, com esse estado mental não narrativo que está conectado à experiência do presente. Muitas vezes nos sentimos diferentes quando viajamos de férias, certo? Aquele estado contemplativo, que nos leva a tirar fotos de tudo que nos encanta, parece desaparecer em nosso cotidiano, correto? Você tem fotos da igreja matriz da cidade onde mora? Ou do pôr do sol diário, que é visto de sua janela? Provavelmente não, pois funcionamos no "modo fazer" mais continuamente do que deveríamos, a ponto de ficarmos presos a diálogos internos mentais, expectativas, metas e objetivos.

Ao realizarmos trabalhos e tarefas, o "modo fazer" precisa entrar em cena. No entanto, ele se abastece do "modo ser", que é onde a mente descansa e mergulha na criatividade que, não necessariamente, diz respeito à criação artística, mas à possibilidade de buscarmos alternativas para os desafios a partir da curiosidade, que é uma das qualidades da mente *mindful*. Entramos em uma preocupação ansiosa, por exemplo, por percorrermos um ciclo de hábitos não compensadores, mas que escapam à nossa consciência. Nesses casos, não se consegue mais "desligar" a mente do "modo fazer" e busca-se incessantemente, e de modo exaustivo, analisar as discrepâncias, julgando a experiência, se antecipando à vida em seu curso próprio, com total apego às expectativas.

Certa vez, um empresário que avaliava a possibilidade de abertura de um programa de saúde mental para sua empresa questionou: "neste programa não seremos obrigados a abraçar árvores, certo?". Essa metáfora representa, muitas vezes, o não reconhecimento da importância do cultivo de um estado mental contemplativo para o bom desempenho em tarefas, uma vez que funcionando exclusivamente com a mente "tarefeira" o esgotamento é certo, podendo dar origem a quadros como os de *burnout*, por exemplo, que estão descritos neste livro, na Seção 1, Capítulo 3.

A prática regular de *mindfulness* nos permite alcançar, de modo voluntário, a mente contemplativa, saindo do modo tarefa quando se quiser dormir, descansar, namorar, escrever, pintar, conversar atentamente com alguém, atender um paciente, explorar novos caminhos etc. E, talvez, o mais importante: reconhecer nossa limitação diante do inevitável e incontrolável. A mente presente não se apega! Ela reconhece que a vida tem vida própria e que, na verdade, pouca coisa está sob nosso controle.

Diante de um desafio ou adversidade, abrir-se com curiosidade para explorar alternativas pode nos conduzir à adaptação. Vamos ver agora como *mindfulness* tem se mostrado eficaz nesses últimos e desafiadores tempos!

Alguns programas e protocolos

Programas baseados em *mindfulness* foram testados mundo afora, nas principais universidades do mundo, a fim de confirmarem sua viabilidade, eficiência e eficácia como coadjuvantes no tratamento de diversas doenças.[15]

Transtornos mentais, que tendem à cronicidade, como ansiedade e depressão, por exemplo, apesar de responderem muito bem ao tratamento considerado padrão-ouro, como TCC e medicação, costumam cursar com sintomas residuais no pós-tratamento que eram encarados, por clínicos e pesquisadores, como gatilhos para recaídas. A maior expressão disso são as ruminações mentais, com a presença de pensamentos intrusivos de caráter negativo ou catastrófico, recorrentes de forma imperativa, presentes muitas vezes no dia a dia de quem sofre desses transtornos, mesmo que de forma atenuada fora das crises.[14]

O primeiro programa a ser testado foi o Redução de Estresse Baseado em *Mindfulness* (*Mindfulness-Based Stress Reduction* – MBSR) desenvolvido por John Kabat-Zinn, na Universidade de Massachusetts (EUA), como alternativa à dor crônica. Seu grande sucesso influenciou outros pesquisadores, em outras universidades, a o adaptarem para o manejo de outras doenças.

A partir daí, no início dos anos 1990, foi desenvolvido o programa Terapia Cognitiva Baseada em *Mindfulness* (*Mindfulness-Based Cognitive Therapy* – MBCT)[14] orientado, inicialmente, para prevenir recaídas na depressão e, depois, aplicado a outros transtornos, por exemplo a ansiedade.[15]

Na esteira das pesquisas relacionadas a esses protocolos, outros programas vieram e, também, confirmaram sua eficácia na prevenção de recaída em doenças previamente tratadas com TCC e medicação. Com as dependências químicas não foi diferente, e Alan Marlatt et al. o adaptaram para essa população clínica, tendo desenvolvido o Prevenção de Recaída Baseada em *Mindfulness* (*Mindfulness-Based Relapse Prevention* – MBRP)[15] que, assim como os demais, acontece em grupos, com duração de oito semanas e sessões de cerca de duas horas.

Como traço, *mindfulness* pode ser avaliado por intermédio de escalas que quantificam os seus níveis. Nascemos com níveis diferentes de *mindfulness*, ou seja, já quando bebês nos diferenciamos entre nós da capacidade de estarmos presentes. Desde o berçário, as enfermeiras já conseguem perceber quais são os mais atentivos, manifestações que podem estar ligadas a esse traço. A qualidade da atenção dispensada no ambiente irá reforçar ou não o desenvolvimento desse traço, assim como os recursos disponibilizados, como psicoterapia, meditação, atividade física com foco na consciência corporal, entre outros.[16]

Como técnica, *mindfulness* vem sendo incorporado no tratamento de diversas doenças na TCC e pode ser oferecido fora dos programas de oito semanas, como uma habilidade independente. Nesses casos, os terapeutas já treinados ensinam aos seus pacientes alguns exercícios que podem auxiliá-los na manutenção dos ganhos do tratamento convencional da TCC, ampliando seu escopo de possibilidades, uma vez que *mindfulness* permite ao paciente experimentar os pensamentos em perspectiva, percebendo-os como produções mentais e nem sempre como uma expressão da realidade.[17]

MINDFULNESS ON-LINE

Como vimos em capítulos anteriores, a pandemia da covid-19 afetou dramaticamente a saúde mental da população mundial, tendo sido o Brasil um dos países que mais sofreu seus impactos, nesse sentido.

Diante das recomendações de isolamento social e o agravamento do estado emocional da maioria da população, recursos *on-line* preexistentes e com comprovada eficácia baseados em *mindfulness*[18] se disseminaram ainda mais mundo afora.

Em ensaio clínico randomizado desenvolvido em serviços de atenção primária à saúde, e numa clínica de saúde comportamental, nos Estados Unidos, envolvendo 460 participantes com sintomas residuais de depressão, Segal et al.[18] avaliaram, entre março de 2015 e novembro de 2018, os efeitos de uma intervenção *on-line* baseada no programa MBCT, citado anteriormente. Um grupo recebeu o tratamento convencional para depressão mais o MBCT, enquanto o grupo controle recebeu somente o tratamento usual, num intervalo de três meses de intervenção e seguimento de um ano.

As conclusões do estudo de Segal et al.[18] foram de que a intervenção *on-line* de oito semanas baseada no MBCT somada ao tratamento padrão com vistas a atuar nos sintomas residuais da depressão apresentou melhora expressiva no quadro propriamente dito, assim como em marcadores de funcionalidade, em comparação ao tratamento padrão exclusivamente. E, ainda, concluíram que MBCT *on-line* é uma ferramenta viável e escalável para abordagem aos sintomas residuais da depressão.

As intervenções *on-line* baseadas em *mindfulness* ganharam ainda mais campo, com o avanço da pandemia da covid-19, aumentando sensivelmente o acesso da população a essa ferramenta que se mostrou eficaz no enfrentamento do sofrimento relacionado à pandemia, em diversos estudos. Zhu et al.[19], na China, constataram que a prática de *mindfulness* mostrou-se associada a menores sintomas de estresse, depressão e ansiedade entre praticantes (n = 673) comparados a não praticantes (n = 1550), em dois momentos de pico da pandemia naquele país.

Farris et al.[20] desenvolveram um estudo prospectivo não randomizado envolvendo 233 participantes nos Estados Unidos, avaliados em momento pré e pós-intervenção baseada em *mindfulness on-line*. Analisaram a eficácia da plataforma em si, assim como sintomas de ansiedade e estresse, além de preocupação momentânea com a covid-19, entre os participantes. Temas qualitativos ligados à disponibilidade das pessoas em oferecerem ajuda e cooperação no período também foram verificados.

A conclusão da pesquisa é que *mindfulness on-line* se mostrou muito acessível, podendo ser disponibilizado, ao mundo todo, como uma forma de reduzir o sofrimento psicológico durante o isolamento necessário na crise da covid-19 e acenando como possibilidade de enfrentamento em outras crises e futuras pandemias. Gentileza e altruísmo foram demonstrados, além de resultados significativos que foram encontrados no tocante à diminuição da ansiedade e do estresse no período. Além disso, *mindfulness* mostrou ser um recurso que pode ajudar tanto a clínicos quanto a pacientes.

Relato de experiência no Brasil

Em março de 2020, logo após a Organização Mundial de Saúde (OMS) reconhecer a pandemia da covid-19, estávamos com nossos atendimentos acontecendo conforme o habitual, ou seja, atendimentos individuais e em grupos de treinamento em *mindfulness* presenciais, com frequência semanal.

Suspendemos todos os atendimentos até que nos situássemos e soubéssemos qual seria a forma mais segura de atender à população que, naquele momento, precisava de cuidados em saúde mental mais do que nunca. Mergulhamos no contexto de trabalho remoto tão logo recebemos as orientações de nosso Conselho Federal de Psicologia, assim como quando nos preparamos, do ponto de vista tecnológico e de privacidade, para darmos continuidade aos trabalhos.

Era abril de 2020, resgatamos o trabalho com os grupos de *mindfulness*, porém, agora, estávamos remotos e cheios de motivação para disponibilizarmos os cuidados a todos aqueles que nos procuravam. Dessa vez havia uma especificidade: estávamos todos, sem exceção, diante de um desafio compartilhado: sobreviver à doença e ao medo que ela desencadeou.

Mindfulness já havia se provado um instrumento pelo qual tanto o profissional como o paciente se beneficiavam juntos, como já mencionado. E, naquele momento, nada nos podia parecer tão adequado: meditarmos juntos sob o suporte da TCC, experimentando compaixão, empatia, serenidade apesar dos desafios, gentileza com a dor e apoio contínuo.

Os grupos aconteceram e foram se fortalecendo, passando a representar um momento de conexão, aceitação e ressignificação a todos aqueles que recebiam *mindfulness* pela primeira vez ou mesmo aos participantes do grupo de manutenção das práticas. Seguimos a ponto de muitos participantes, que agora não eram mais regionais e sim brasileiros espalhados mundo afora, nos dizerem que passaram a ter preferência pelo treinamento nessa modalidade.

Em avaliação qualitativa, que fazemos durante e após o término dos grupos, tivemos retornos que vieram nos confirmando a viabilidade de *mindfulness* no enfrentamento da pandemia e de outras adversidades:

> *"Minha participação no treinamento on-line foi desafiadora, visto que convivo com rotina familiar intensa, incluindo criança, e isso ainda me atrapalha na realização das práticas. Mas notoriamente percebi melhora em reações comportamentais e cognitivas"* (NMB, Psicóloga integrante do grupo nº 32).

> *"No meu caso que moro fora do Brasil está sendo um privilégio poder acompanhar este curso on-line"* (DCBR, Médica, integrante do grupo nº 33).

> *"As pessoas, incluindo minha família principalmente, estão me reconhecendo mais leve e menos reativa. Dizem até que estou mais bonita! Mas o principal mesmo é que mindfulness me preparou para os desafios da pandemia, a não me deixar levar pelos pensamentos catastróficos e a aceitar aquilo que não tenho controle. Sendo on-line pude fazer com uma instrutora de referência, pois na minha cidade de 30 mil habitantes não havia ninguém capacitado"* (RM, Professora, integrante do grupo nº 34).

Vale ressaltar que foi realizada, pela psicóloga instrutora de *mindfulness*, uma avaliação *on-line* prévia ao ingresso dos participantes nos grupos, a fim de verificar a presença/ausência de sintomas agudos relativos às mais diversas doenças, o que inviabilizaria a participação naquele momento. As pessoas, nesses casos, foram orientadas a retornarem ou a procurarem seu médico e/ou psicólogo, a fim de conduzirem o tratamento e, em seguida, poderem se inscrever novamente para os grupos.

O trabalho com a psicoterapia *on-line* e os treinamentos em *mindfulness* vêm trazendo amplos benefícios aos pacientes, que puderam dar continuidade aos tratamentos à distância, recorrerem à terapeuta a qualquer dia, hora ou local (muitos se deslocaram no período), assim como experimentaram outros benefícios que julgam serem motivos para manterem-se remotos, mesmo após a superação da pandemia: "não preciso pegar trânsito", "fico confortável em minha casa", "não preciso interromper meu trabalho com algumas horas de antecedência", "realizo a sessão de onde eu estiver", "sinto-me até mais à vontade em falar diante de uma câmera", "contar com uma terapeuta brasileira que compartilha da minha cultura mesmo morando no exterior é um privilégio", entre outras declarações.

A habilidade da atenção plena nos permitiu a todos, nesse período, acolher o desafio, o sofrimento ligado à pandemia, sem travar uma batalha com tudo aquilo, abertos à necessidade de nos adaptarmos à nova situação e conectados uns aos outros, dispostos a nos ajudarmos mutuamente. Tudo isso despertou em todos nós, pacientes e terapeutas, um sentimento de pertencimento e a certeza de sermos ajudados, o que do ponto de vista da saúde mental representa um forte alicerce.

ATENDIMENTO INDIVIDUAL PARA PACIENTES COM TRANSTORNO DA COMPULSÃO ALIMENTAR NA TERAPIA COGNITIVO-COMPORTAMENTAL *ON-LINE*

O transtorno da compulsão alimentar é um distúrbio alimentar grave, que se caracteriza por episódios de ingestão compulsiva de alimentos uma vez por semana, no intervalo de no mínimo três meses, de uma quantidade definitivamente maior do que a maioria das pessoas consumiria em um mesmo período sob circunstâncias semelhantes. São características do quadro: sensação de falta de controle sobre a ingestão durante o episódio, ausência da sensação física de fome, comer até se sentir desconfortavelmente cheio, sentir-se deprimido e culpado.[21]

O contexto da pandemia provocada pela covid-19 gerou profundas alterações em nossas condições de vida e no modo como nos relacionamos, apresentando expressivo impacto na saúde mental, especialmente entre indivíduos com transtornos mentais preexistentes, entre os quais se destacam os transtornos alimentares. Durante o confinamento, causado pela pandemia da covid-19, identificou-se um aumento no número de lanches entre as refeições ou no período da noite (aumento de 13,9% para 24%), aumento de alimentos não saudáveis (aumento de 18,4% para 23,3%) e aumento no número de refeições de quatro para mais de cinco refeições por dia (aumento de 0,8% para 2,8%).[22]

Alguns principais determinantes de ganho de peso/compulsão alimentar nesse período são: ter excesso de peso, viver sozinho, ansiedade, preocupação com a pandemia, desemprego, ociosidade, grande disponibilidade de alimentos em casa.[23]

Nesse contexto, todo o tratamento que era realizado presencial passou a ser *on-line* e a busca por terapia aumentou consideravelmente, pelo estresse associado ao isolamento social, pelo medo e insegurança causados pela pandemia e considerada a possibilidade de que pessoas de outros países e de outras regiões do Brasil terem passado a buscar atendimento com profissionais não locais.

A modalidade de intervenção *on-line* oferece maior flexibilidade de horários, economia de deslocamento e menor risco de infecção,[24] além de alguns pacientes relatarem que se sentem mais abertos e dispostos em abordar assuntos difíceis.[25]

Além disso, esses recursos favorecem o compartilhamento da tela com o paciente, auxiliando a psicoeducação no modelo cognitivo, acompanhando as tarefas de casa, o automonitoramento das compulsões alimentares e muitos outros exercícios que são propostos por essa abordagem. O recurso do WhatsApp viabiliza um contato diário e a oportunidade do paciente poder se comunicar em momentos de sofrimento, após sua sessão, o que tem garantido a motivação para o tratamento.

Recursos cognitivos da TCC, como a checagem de evidências, o questionamento socrático, a descoberta guiada, assim como a prescrição de experimentos comportamentais e a utilização de escalas de mensuração do progresso do paciente[26] mostraram-se viáveis também no atendimento *on-line*.

Exemplo de atendimento *on-line*

A paciente foi encaminhada por uma nutricionista, tendo sido medicada por um médico psiquiatra e diagnosticada com transtorno da compulsão alimentar.

Iniciamos o tratamento psicoterápico na TCC.

Começamos por uma anamnese completa, levantando os dados da história da paciente e, principalmente, buscando o entendimento do seu comportamento alimentar. Era importante saber se esse comportamento teria se iniciado na pandemia ou se fazia parte da sua história. L., como a chamaremos aqui, disse que desde os seus 25 anos apresentava o transtorno da compulsão alimentar e que, nessa fase da pandemia, percebeu que estava totalmente sem controle e havia aumentado significativamente as suas compulsões. Seu peso tinha aumentado consideravelmente, assim como sua preocupação com o peso e com seu formato corporal.

O isolamento social fez com que L. entrasse em contato com sua dor emocional e, principalmente, com seu casamento, tendo a percepção clara de quanto se sentia infeliz, por não ter atenção e companheirismo. Sentia que praticamente estava sozinha, embora continuasse trabalhando em *home office*.

L. foi adotada quando tinha 4 anos de idade, por um casal suíço. Sua mãe adotiva era fria e distante e seu pai era rígido, mas presente em sua vida. Foi uma infância difícil, pois sempre foi gordinha. Iniciou com dietas por volta dos 14 anos. Perdia peso, mas ao parar a dieta, engordava rapidamente. Seus pais se mostravam ambivalentes em relação ao seu peso; quando engordava, diziam "Você não tem jeito mesmo, nunca vai conseguir" ou "Você não faz nada direito". Se emagrecia comentavam "Você está muito magra, está muito feia". Essas falas perduraram por sua infância, adolescência e até chegar à fase adulta.

Utilizando da psicoeducação do modelo cognitivo, disponibilizamos a explicação sobre o transtorno da compulsão alimentar e dos riscos clínicos associados a ele.

Após a conceitualização cognitiva, L. reconheceu seus pensamentos automáticos disfuncionais, utilizando como recurso o registro de pensamentos disfuncionais (RPD). Começou então a perceber seus gatilhos, seus conteúdos emocionais e sua forma de significar as situações, podendo compreender melhor seu comportamento de compulsão alimentar. Foi importante que a paciente tenha tomado consciência do ciclo de manutenção do transtorno da compulsão alimentar, o que ajudou no reconhecimento do seu quadro, bem como auxiliou na compreensão de seus pensamentos e suas crenças.

Utilizamos vários recursos da TCC, como resolução de problemas, estratégias de reestruturação dos sistemas de crenças, estratégias para regulação do humor, desenvolvimento de habilidades interpessoais e principalmente a técnica de *Mindful Eating*, que visa aprimorar a capacidade do paciente de perceber sensações físicas, emoções e pensamentos. Ao promover maior flexibilidade cognitiva, aumento da autoestima e maior autorregulação emocional, o tratamento resultou na cessação do comportamento de compulsão alimentar e L. continua em terapia trabalhando na manutenção das mudanças e na prevenção de recaídas.

De acordo com L., a experiência de atendimento *on-line* foi gratificante e ela comenta que não percebeu nenhuma diferença entre a terapia presencial e a *on-line*.

CONSIDERAÇÕES FINAIS

O objetivo deste capítulo foi ampliar o conhecimento sobre a aplicabilidade da terapia cognitivo-comportamental no formato *on-line*. A literatura internacional comprova que os estudos sobre intervenções *on-line* já são realizados desde a década de 1990 e, diante da transformação digital que vem crescendo, a psicologia, bem como a TCC, possuem uma integração muito promissora com o uso de tecnologias.

Os relatos apresentados demonstram as potencialidades e limitações dessa modalidade, apresentando formas possíveis de aplicar a TCC no formato *on-line*. No Brasil, as intervenções *on-line* puderam desenvolver-se, de forma mais significativa, apenas após o início da pandemia, o que mostra inúmeras possibilidades de desenvolvimento dessa área no país.

REFERÊNCIAS BIBLIOGRÁFICAS

1. JAMES AC, REARDON T, SOLER A, JAMES G, CRESWELL C. Cognitive behavioural therapy for anxiety disorders in children and adolescents. *Cochrane Database Syst Rev* 2020; 11: CD013162. Doi: 10.1002/14651858.CD013162.pub2; acessado em 12 de maio de 2022.
2. MUÑOZ RF, CHAVIRA DA, HIMLE JA, KOERNER K, MUROFF J, REYNOLDS J et al. Digital apothecaries: a vision for making health care interventions accessible worldwide. *mHealth* 2018; 4: 18. Doi: 10.21037/mhealth.2018.05.04; acessado em 10 de maio de 2022.
3. SZUPSZYNSKI KPDR, MARKUS GC. Intervenções assíncronas. In: Neufeld CB, Szupszynski KPDR (orgs.). Intervenções on-line e terapias cognitivo-comportamentais. Porto Alegre: Artmed; 2022. p. 285-298.
4. ANDERSSON G. Intervenções baseadas na internet: estado da arte. In: Neufeld CB, Szupszynski KPDR (orgs.). Intervenções on-line e terapias cognitivo-comportamentais. Porto Alegre: Artmed; 2022. p. 2-19.
5. Conselho Federal de Psicologia. Resolução nº 11, de 11 de maio de 2018. Disponível em: https://site.cfp.org.br/wp-content/uploads/2018/05/RESOLU%C3%87%C3%83O-N%C2%BA-11-DE-11-DE-MAIO-DE-2018.pdf; acessado em 22 de maio de 2022.
6. SZUPSZYNSKI KPDR, SARTES LMA, NEUFELD CB. Fundamentos e questões éticas das intervenções on-line em psicologia. In: Neufeld CB, Szupszynski KPDR (orgs.). Intervenções on-line e terapias cognitivo-comportamentais. Porto Alegre: Artmed; 2022. p. 20-40.
7. ARAÚJO DF, COSTA EL. Efetividade da terapia cognitivo-comportamental on-line no cenário de pandemia da COVID-19: uma revisão sistemática. *Rev Bras Ter Cogn* 2021; 17(2): 105-12. Doi: 10.5935/1808-5687.20210023; acessado em 15 de maio de 2022.
8. NEUFELD CB, REBESSI IP, FIDELIS PCB, RIOS BF, ALBUQUERQUE ILSD, BOSAIPO NB et al. LaPICC contra COVID-19: *Psico* 2021 [;52(3): e41554-e41554. Doi: 10.15448/1980-8623.2021.3.41554; acessado em 10 de maio de 2022.
9. SILVEIRA MMP, PINHEIRO MIS, SILVA VJG, NEUFELD CB, HAASE VG. WebPais: orientação de pais on-line voltada para a educação domiciliar em meio à pandemia de COVID-19. *Rev Bras Ter Cogn* 2021; 17(2): 113-24. Doi: 10.5935/1808-5687.20210024; acessado em 15 de maio de 2022.
10. ALMEIDA N, REBESSI IP, SZUPSZYNSKI K, NEUFELD CB. Uma intervenção de terapia focada na compaixão em grupos online no contexto da pandemia por COVID-19. *Psico* 2021; 52(3): e41526-e41526. Disponível em: https://revistaseletronicas.pucrs.br/ojs/index.php/revistapsico/article/view/41526; acessado em 10 de maio de 2022.
11. REIS AH, ALMEIDA N. Aplicação de técnicas experienciais na modalidade on-line. In: Neufeld CB, Szupszynski KPDR (orgs.). Intervenções on-line e terapias cognitivo-comportamentais. Porto Alegre: Artmed; 2022. p. 253-270.
12. BARLETTA J, SZUPSZYNSKI KPDR, NEUFELD CB. Formação, treinamento e supervisão clínica remotos. In: Neufeld CB, Szupszynski KPDR (orgs.). Intervenções on-line e terapias cognitivo-comportamentais. Porto Alegre: Artmed; 2022. p. 62-84.
13. DEMARZO M, CAMPAYO J. Manual prático mindfulness: curiosidade e aceitação. Palas Athena; 2015.

14. SEGAL ZV, WILLIAM J, TEASDALE J. Mindfulness-based cognitive therapy for depression. 2 ed. New York: Guilford Press; 2018.
15. WEISS DE SOUZA IC. Mindfulness e terapia cognitivo-comportamental. Barueri: Manole; 2020.
16. WEISS DE SOUZA IC, MARIANI MMC. Consciência corporal: mindfulness. In: Brito MJA, Mariani MMC, Tavares H (orgs.). Corporalidade e saúde mental: clínica dos conflitos mente-corpo. Santana de Parnaíba: Manole; 2021. p. 32-47.
17. BECK JS. Terapia cognitivo-comportamental: teoria e prática. Porto Alegre: Artmed; 2022.
18. SEGAL ZV, DIMIDJIAN S, BECK A, BOGGS JM, VANDERKRUIK R, METCALF CA et al. Outcomes of online mindfulness-based cognitive therapy for patients with residual depressive symptoms: a randomized clinical trial. *JAMA Psychiatry* 2020;77(6): 563-73. Doi: 10.1001/jamapsychiatry.2019.4693; acessado em 12 de maio de 2022.
19. ZHU JL, SCHÜLKE R, VATANSEVER D, XI D, YAN J, ZHAO H et al. Mindfulness practice for protecting mental health during the COVID-19 pandemic. *Transl Psychiatry* 2021; 11(1): 1-11. Doi: 10.1038/s41398-021-01459-8; acessado em 16 de maio de 2022.
20. FARRIS SR, GRAZZI L, HOLLEY M, DORSETT A, XING K, PIERCE CR et al. Online mindfulness may target psychological distress and mental health during COVID-19. *Glob Adv Health Med* 2021; 10: 21649561211002460. Doi: 10.1177/21649561211002461; acessado em 10 de maio de 2022.
21. AMERICAN PSYCHIATRIC ASSOCIATION. Manual diagnóstico e estatístico de transtornos mentais: DSM-5. 5. ed. Porto Alegre: Artmed; 2014.
22. AMMAR A, BRACH M, TRABELSI K, CHTOUROU H, BOUKHRIS O, MASMOUDI L et al. Effects of COVID-19 home confinement on eating behaviour and physical activity: results of the ECLB-COVID19 International Online Survey. *Nutrients* 2020; 12(6):E1583. Doi: 10.3390/nu12061583; acessado em 10 de maio de 2022.
23. MALLOY-DINIZ LF, COSTA D DE S, LOUREIRO F, MOREIRA L, SILVEIRA BKS, SADI H DE M et al. Saúde mental na pandemia de Covid-19: considerações práticas multidisciplinares sobre cognição, emoção e comportamento. *Debates Em Psiquiatr* 2020; 10(2): 46-68. Doi: 10.25118/2236-918X-10-2-6; acessado em 15 de maio de 2022.
24. COWAN KE, MCKEAN AJ, GENTRY MT, HILTY DM. Barriers to use of telepsychiatry: clinicians as gatekeepers. *Mayo Clin Proc* 2019; 94(12): 2510-23. Doi: 10.1016/j.mayocp.2019.04.018; acessado em 12 de maio de 2022.
25. SIMPSON SG, REID CL. Therapeutic alliance in videoconferencing psychotherapy: a review. *Aust J Rural Health* 2014; 22(6): 280-99. Doi: 10.1111/ajr.12149; acessado em 17 de maio de 2022.
26. BECK JS, RUSH AJ, SHAW BF, EMERY G. Terapia cognitiva da depressão. Porto Alegre: Artmed; 1997.

02

Telemedicina e saúde mental

Cândido Francisco Moreira
Maristela Schaufelberger Spanghero
Ziyad Abdel Hadi

"Não é a distância que mede o afastamento."
(Antoine de Saint-Exupéry)

INTRODUÇÃO

A telemedicina (TM), uma área da telessaúde, engloba múltiplas formas de se prover atendimento médico por meio de tecnologias de informação e comunicação (TIC). O método mais conhecido é por videoconferência bidirecional síncrona entre um profissional de saúde e a pessoa assistida. Além disso, a TM é utilizada para transferência de informação médica, incluindo prontuários, imagens, áudio e vídeo, bem como em atividades educacionais e de gestão em saúde.

A telemedicina em saúde mental (TSM) é uma das áreas de grande interesse no contexto da TM e possibilita avaliações psiquiátricas, terapia (individual, em grupo ou familiar), educação/treinamentos de pacientes ou profissionais de saúde, bem como o manejo medicamentoso. Por suas características, a TSM pode ser disponibilizada em situações extremas, por exemplo, zonas de guerra, abrigos humanitários e áreas remotas. É inegável a relevância da TSM no contexto da pandemia de covid-19, por exemplo.

Neste capítulo, pretende-se fazer uma revisão sobre o contexto em que a prática surgiu e evoluiu, bem como apontar alguns objetos de discussão em termos de desafios, perspectivas futuras e experiências pessoais.

DEFINIÇÃO E MODALIDADES

Segundo a Organização Mundial de Saúde (OMS), a telemedicina é definida como a oferta de serviços ligados aos cuidados com a saúde, nos casos em que a distância ou o tempo é um fator crítico. Tais serviços são providos por profissionais da área da saúde usando tecnologias de informação e de comunicação para o intercâmbio de informações.

A definição da OMS contempla, principalmente, a oferta de serviços e ressalta também a educação dos provedores de saúde. Já a definição da Associação Americana de Telemedicina (American Telemedicine Association - ATA), além da oferta de serviços, inclui também a educação para o paciente. A telepsiquiatria (TP) refere-se à prática de telemedicina prestada por um psiquiatra.

Para o Conselho Federal de Medicina (CFM), a TM é o "exercício da Medicina através da utilização de metodologias interativas de comunicação audiovisual e de dados, com o objetivo de assistência, educação e pesquisa em Saúde".[1] A TM não deve ser vista apenas como uma "técnica" ou um "instrumento". Sua prática é um ato médico e, como tal, está sujeito à legislação, regulamentação e respeito aos princípios de Ética Médica e Bioética.

TM pode ocorrer de formas diversas, a depender dos objetivos, contexto local e das tecnologias de comunicação utilizadas, seja para fins de assistência ou de educação, pesquisa, prevenção de doenças e promoção à saúde. Uma categorização muito utilizada é a divisão da TM em síncrona ou assíncrona.

- **TM síncrona** - A ATA define a telemedicina síncrona como: "Conexões de vídeo interativas que transmitem informações em ambas as direções durante o mesmo período de tempo". Portanto, nessa forma de atendimento, o profissional de saúde e a pessoa atendida ou outro profissional de saúde estão simultaneamente presentes na interação. As formas mais comuns são a videoconferência, a audioconferência e as ligações telefônicas. Por exemplo, um médico atende um paciente com depressão que se encontra em outra cidade, através de uma plataforma eletrônica, realizando anamnese, exame psíquico, orientações e prescrições digitais.
- **TM assíncrona** - A ATA define a telemedicina assíncrona como: "Termo que descreve o armazenamento de informações seguido de seu encaminhamento (*store-and-forward transmission*) pela transmissão de imagens e/ou dados médicos em que a transferência de dados ocorre durante um período de tempo e normalmente em intervalos de tempo separados. A transmissão, portanto, não ocorre simultaneamente". Tipicamente são usadas para envio da história, exame físico, exames complementares e principalmente exames de imagem. Por exemplo, um médico de família pode gravar um trecho do atendimento de um paciente psicótico e enviar para um psiquiatra, que retorna com orientações por escrito ou por meio de áudio ou videoconferência.

Uma abordagem classificatória recente é a divisão da TM de acordo com sua aplicação[2], por exemplo em Exames (testes de laboratório, exames de imagem ou exame clínico), descritiva (coleta de dados individuais e coletivos para descrição de padrões pregressos, atuais ou preditivos), monitoramento (monitoramento de sinais vitais, recebimento de ligações de emergência), anúncio (campanhas de conscientização), notificação (alertas de diagnósticos ou resultados de escalas/formulários), intervenção (prescrição medicamentosa ou psicoterapia), suporte (suporte à adesão a uma medicação ou mudança de estilo de vida) e educação (treinamentos para promoção de saúde ou manejo de quadro clínico).

HISTÓRIA

O primeiro uso da telessaúde na saúde mental oficialmente realizado com metodologias científicas data de 1961, quando um circuito fechado de televisão foi utilizado para realização de psicoterapia. A implementação da TM em nível global apresentou um processo de aumento contínuo nos últimos anos, especialmente após a década de 1990. A pandemia da covid-19, em associação às medidas de segurança para sua contenção, está relacionada a uma significativa aceleração desse processo em nível mundial em escalas exponenciais.

Referências na literatura acerca da TM surgem em 1962 e desde então foram 49.302 artigos publicados, de acordo com busca na base de dados Medline/PubMed realizada em abril de 2022. Nitidamente, houve um salto no contexto da pandemia de covid-19, já que no ano de 2019 houve 4 mil artigos publicados e tanto em 2020, 8 mil em 2021 e, apenas nos primeiros quatro meses de 2022, esse número já ultrapassou 2 mil artigos.

A relevância da TSM segue o mesmo padrão de aumento relacionado à pandemia. O primeiro registro de artigo publicado sobre o tema TP (na Medline) data de 1973 e, desde então, foram 1.060 artigos. Se entre 2010 e 2019 o número anual de artigos publicados referentes ao tema variava entre 20 e 88 por ano, tanto em 2020 quanto em 2021 foram mais de 200 artigos publicados e em pouco mais de três meses, em 2022, já foram 62 artigos.

No Brasil, o emprego da TM desponta na década de 1990, com a transmissão de registros de eletrocardiograma. De fato, os primeiros avanços no uso da TM foram nas especialidades de cardiologia, patologia, radiologia, oftalmologia e dermatologia. Muitos profissionais desconheciam as possibilidades de seu uso na Saúde Mental até a pandemia, embora já fosse empregada em vários países do mundo, tanto para assistência quanto para educação, inclusive no Brasil. Mesmo antes da pandemia de covid-19, a TP já era considerada pela OMS uma das áreas da TM mais empregadas no mundo.

Em nosso meio, a TM desenvolveu-se associada aos ambientes acadêmicos-universitários. Em 1996, o Incor lançou um programa de monitoramento domiciliar. Em 1997, a Unicamp criou o Hospital Virtual Brasileiro, e a USP criou a primeira disciplina de TM no país. A partir dos anos 2000, houve maior integração com iniciativas governamentais. Em 2006, uma estratégia de abrangência nacional foi estabelecida com a criação da Rede Universitária de TM (http://www.rnp.br), e em 2007 foi criado o Programa Brasileiro de Telessaúde, que integrava Universidades e o Sistema de Atenção Primária à Saúde, tendo sido expandido em 2011 e denominado Programa Telessaúde Brasil Redes (www.saude.gov.br e www.telessaudebrasil.org.br), com o objetivo de integrar as equipes do Programa de Saúde da Família com os centros de TM das universidades, geralmente para prover teleconsultoria e segunda opinião formativa para médicos da atenção primária através de modalidade assíncrona.[3] Ou seja, a TM não é algo novo no contexto de saúde do país. A primeira experiência em TSM descrita em estudo científico no Brasil foi em 2007.

BENEFÍCIOS/VANTAGENS

A TSM oferece diversos benefícios potenciais que geram significativo interesse, seja de provedores de saúde ou profissionais e pacientes. Citamos alguns:

A. conveniência e aumento de acessibilidade, especialmente em áreas remotas;
B. maior acessibilidade em situações em que há dificuldade para mobilidade em virtude de algum quadro clínico (pacientes acamados, por exemplo) ou quadros de ansiedade ou paranoia que podem dificultar o contato face a face;
C. relação custo-efetividade, especialmente após alguns meses, quando se considera o investimento inicial (esse tópico será abordado a seguir);
D. eficácia similar para uma variedade de condições mentais;
E. maior empoderamento do paciente e mesma personalização do cuidado;
F. maior segurança biológica, especialmente com pacientes imunossuprimidos ou com comorbidades clínicas graves;
G. potencialização de encontros/atendimentos com múltiplos profissionais simultaneamente;
H. facilitação de processos de educação em saúde;
I. há pacientes que preferem o teleatendimento em detrimento do atendimento presencial;
J. redução de estigma e maior adesão, principalmente no caso de crianças e adolescentes, pela possibilidade de atendimento no ambiente domiciliar e pela intimidade com o uso de tecnologia, já que são considerados "nativos digitais".

CENÁRIO ATUAL

Atualmente, o número de profissionais de saúde mental é muito menor do que o recomendado para a população, e muitos destes estão localizados em cidades mais populosas. No Brasil, a região Sudeste concentra 52% dos psiquiatras, e na Região Norte estão apenas 2,3% destes especialistas.[4]

A TSM é uma das promissoras soluções possíveis para diminuir essa lacuna. Nos Estados Unidos, em que a TSM já é praticada há mais anos, em alguns estados com maior número de pessoas em áreas rurais, os teleatendimentos chegam a até 45% do número total de "visitas".[5] Apesar desse aumento, o atendimento presencial ainda é considerado o tratamento "padrão-ouro", com o qual se mede a efetividade da TSM, contudo a tendência atual é não vê-la como opção diretamente intercambiável, e sim como opção complementar com a flexibilidade de adaptação a múltiplos quadros e contextos.

A pandemia de covid-19 trouxe inúmeros impactos negativos, como perdas socioeconômicas, medo de ser infectado, lutos não esperados, inatividade física e isolamento social, especialmente para a população idosa. Como já havia sido previsto por especialistas, houve um aumento significativo de transtornos mentais e do risco de suicídio.

A grande maioria dos estudos que avaliaram a TSM destacam altos níveis de satisfação entre os pacientes,[6] especialmente em situações em que estes teriam que se deslocar por grandes distâncias ou ficar em uma fila de espera aguardando atendimento. Há metanálises que evidenciam a eficácia da TSM em quadros depressivos e ansiosos, porém há uma falta desse tipo de estudo para uso de substâncias psicoativas e esquizofrenia. Também são praticamente ausentes as pesquisas que avaliam alguns aspectos do cuidado clínico via TSM em comparação com o atendimento presencial, por exemplo o exame do estado mental ou a experiência de terapia em grupo.[6]

Os estudos científicos atuais indicam que, seja para avaliação e/ou tratamento de diversos quadros mentais, os resultados da TSM são similares aos do atendimento presencial.[8] Há maior evidência de equivalência em quadros de transtorno depressivo maior, transtorno do déficit de atenção com hiperatividade, transtorno de estresse pós-traumático (TEPT) e transtornos alimentares. No Brasil, mesmo antes da pandemia, em ambiente de pesquisa, já havia evidência de boa aceitação e eficácia do tratamento via telepsiquiatria em depressão, segundo estudo conduzido no Hospital das Clínicas em São Paulo.[9]

Há poucos estudos com períodos de acompanhamento superiores a 3 meses, especialmente superiores a um ano. Alguns autores observaram diferentes taxas de resposta em intervenções de 6 meses de duração. Olthuis et al.[10] não observaram, em casos de TEPT, diferenças significativas de resposta entre o atendimento presencial e por videoconferência imediatamente após a intervenção (g = -0,05; 95% IC: -0.31, 0,20), contudo foram observados resultados menos efetivos em comparação com o atendimento presencial de 3 a 6 meses após a intervenção (g = -0,25; 95% IC: -0.44, -0,07). Os mesmos autores reportaram resultado diverso em quadros depressivos, com menor efetividade do teleatendimento quando comparado ao presencial imediatamente após a intervenção (g = -0,22; 95% IC: -0.31, -0,14). Essa diferença, no entanto, não se manteve de 3 a 6 meses após a intervenção.

Algumas demandas abarcadas pela TM durante a pandemia foram: serviços que prestaram atendimento não apenas aos pacientes com suspeita ou com covid confirmados, mas também serviços de assistência aos familiares enlutados, aos profissionais de saúde e aos pacientes com transtornos mentais em acompanhamento ambulatorial mas que durante o período de isolamento social não tiveram acesso ao atendimento presencial.

CONTEXTO LEGAL BRASILEIRO

A portaria n. 467, de 20 de março de 2020, do Ministério da Saúde, dispôs, em caráter excepcional e temporário, sobre as ações da Telemedicina com o objetivo de regulamentar e operacionalizar as medidas de enfrentamento da emergência de saúde pública de importância internacional previstas no art. 3° da Lei n. 13.979, de 6 de fevereiro de 2020, decorrentes da epidemia de covid-19.

Considerando-se a possibilidade de prescrição por parte do médico, de tratamento ou outros procedimentos sem exame direto do paciente em casos de urgência previstos no código de Ética Médica, essa portaria permitiu possibilidades inéditas na TM brasileira, tais como os médicos poderem, no âmbito do atendimento por TM, emitir atestados ou receitas médicas em meio eletrônico.

A referida portaria, em seu Art. 1°, parágrafo único, estabelece que as ações de TM nela descritas ficam condicionadas à situação de Emergência em Saúde Pública de Importância Nacional (ESPIN). No entanto, espera-se que com o fim do estado de ESPIN, a Telemedicina seja regulamentada de maneira permanente. De fato, em 27/04/2022 foi aprovado pelo Congresso Nacional o Projeto de Lei n. 1998/2020, que autoriza e define a prática da Telemedicina no Brasil. O projeto será encaminhado para o Senado e para a Presidência da República, podendo ou não ser sancionado.

RECOMENDAÇÕES TÉCNICAS

Ainda não há um padrão internacionalmente aceito para a realização de TSM. Há organizações que recomendam determinados padrões, contudo há uma relativa variação entre elas. A videoconferência é a ferramenta mais utilizada atualmente na TSM. Citamos a seguir algumas recomendações em relação a essa metodologia de cuidado.

Sistema básico de videoconferência

A. Duas telas: recomenda-se o uso de monitores, contudo em situações específicas as telas podem ser de um *smartphone* ou *tablet*.
B. Câmera de vídeo: a resolução da câmera utilizada é dependente de certa forma do tamanho da tela empregada. Telas maiores exigem resoluções maiores. Apesar de ser possível realizar avaliações com 144p ou 240p, resoluções abaixo de 360p podem limitar a compreensão da linguagem corporal. Resoluções de 720p ou 1080p apresentam qualidade excepcional mesmo em telas maiores, contudo podem não ser possíveis a depender da câmera utilizada, bem como da banda de internet e do número de profissionais conectados. Idealmente, é recomendado uma câmera que permita controle remoto, de modo que o operador possa girar, inclinar ou ampliar a imagem.[11] O ideal é que o ângulo da câmera emule o mais próximo possível o contato visual humano. É aconselhável que todas as pessoas presentes na sala estejam visíveis através da câmera.
C. Microfone: um microfone comum ou integrado à câmera é suficiente para se realizar um atendimento com qualidade na maioria das situações. Idealmente, são recomendados modelos de microfone de lapela, por isolarem melhor os sons do ambiente e permitirem uma fala em tom mais brando, comum em um ambiente terapêutico. Quando o atendimento envolve mais de uma pessoa em um dos ambientes (dois profissionais de saúde, paciente e familiares, por exemplo), recomendam-se os microfones com captação de áudio em 360°, conhecidos geralmente como "microfones de conferência".
D. Saída de áudio: podem ser utilizados alto-falantes, contudo é importante garantir que o volume utilizado não seja muito elevado, a ponto de permitir que pessoas fora do ambiente de atendimento ouçam. O uso de fones de ouvido é uma opção interessante, em relação à segurança da informação, inclusive integrado ao microfone (*headset*). Alguns profissionais optam pelo uso de modelos com conexão *bluetooth*; nesse caso, é aconselhado ter duas unidades, em virtude do tempo necessário para carregamento das baterias.
E. Uso de *software* com encriptação de dados de 128-bits.

Local de atendimento

É importante manter o local silencioso e privativo. A iluminação deve ser difusa, evitando-se luzes fortes em frente à câmera. Recomenda-se que a decoração seja composta por poucos elementos, para evitar distrações. Não há estudos em relação ao uso ou não de aplicativos que substituem o fundo da imagem, porém fundos digitais podem diminuir a tridimensionalidade e profundidade. Caso a pessoa atendida não esteja em um serviço de saúde, aconselha-se que esteja em um local privativo, silencioso e com poucas distrações.

Termo de concordância e autorização

Este documento deve descrever os benefícios, riscos e expectativas em relação à TSM. Riscos específicos a esse tipo de atendimento incluem falhas tecnológicas, riscos na segurança da informação e lacunas científicas. Todos esses elementos devem ser descritos em uma linguagem acessível às necessidades específicas da pessoa atendida.

Segurança da informação

Esta é uma questão crítica na TSM e deve estar de acordo com os requisitos da Lei Geral de Proteção de Dados (LGPD). É aconselhado o uso de *softwares* com certificação de órgãos reguladores, especialmente com recursos de segurança avançados como dupla verificação. Orienta-se manter o *software* de antivírus e *firewall* atualizados, bem como recomendar que esses recursos de segurança estejam atualizados também no dispositivo de quem está sendo assistido.

Velocidade da conexão

Recomenda-se a velocidade mínima de 384 Kbps. Foi observado que esta taxa é significativamente mais aceitável que 128 Kbps e apresenta melhor custo-efetividade do que 768 Kbps.[11]

Treinamentos

A depender do sistema utilizado e das pessoas envolvidas (p. ex., pacientes com baixas habilidades em interações digitais), podem ser necessários treinamentos iniciais para os profissionais e/ou para os pacientes. Para suprir a constante necessidade desses treinamentos em virtude da entrada contínua de profissionais e/ou pacientes, eles podem ser disponibilizados em uma plataforma *on-line* de modo assíncrono. Independentemente do fornecimento ou não de treinamentos, é recomendada a confecção de um manual geral de uso. Outro aspecto que pode ser abordado no treinamento são as questões legais e éticas envolvidas na TSM.

DESAFIOS

O aumento acelerado do uso da TM durante a pandemia traz a necessidade de avaliação de seus desfechos nos seguintes aspectos: 1) acesso ao cuidado; 2) custo; 3) a experiência do paciente e do clínico; 4) efetividade.[12] O objetivo é que se desenvolva uma telemedicina que seja capaz de prover as necessidades de saúde não só durante a pandemia, mas também para além desse período.

Apesar das melhorias no acesso aos cuidados e nos resultados de saúde resultantes da intervenção da TM, inúmeras barreiras podem impedir sua ampla adoção se não forem abordadas. Essas limitações podem surgir seja na perspectiva do paciente ou do médico e abrangem domínios sociais, financeiros e legais.[13] A disponibilidade de acesso à internet com uma banda mínima para permitir um atendimento de qualidade é outro desafio, especialmente em áreas rurais ou remotas. Essa questão pode atingir tanto a pessoa assistida como o profissional de saúde.

Uma das principais barreiras enfrentadas pela TSM é a disparidade de conhecimento (*technology literacy*) e habilidades de uso das tecnologias de comunicação que incluem fatores relacionados à idade, *status* socioeconômico, nível educacional, localização e ao próprio quadro mental da pessoa atendida. A TM pode ser vantajosa no caso da população mais jovem ("nativos digitais"),contudo quase sempre é necessário que haja algum grau de treinamento tanto para os profissionais de saúde quanto para os pacientes para que ela seja realizada de maneira mais confortável e eficaz.

Na TM, em geral, uma das limitações na avaliação do paciente diz respeito ao exame físico, mas essas limitações podem ser superadas em certo grau através de teleconsultoria ou de dispositivos digitais. Na TSM, as limitações são de outra natureza e envolvem não apenas as dificuldades de exame psíquico, mas também particularidades dos processos de comunicação inerentes à interação por dispositivos.

Outro obstáculo é o custo de implantação. É necessário um investimento inicial em equipamentos, taxas de licenciamento, treinamento da equipe para uso das tecnologias/sistemas utilizados e, em algumas situações, treinamento dos pacientes. No longo prazo há redução de custo para o sistema, profissionais e pacientes, especialmente em locais em que são necessários grandes deslocamentos. Em razão desse investimento inicial, é importante que haja um planejamento e estruturação de custos, incluindo equipamentos de reserva, para uma adequada implementação. Estudos evidenciam que, historicamente, serviços abrangentes de TM em geral tiveram início com iniciativas menores e focais, através de videoconferências, e progrediram gradualmente para serviços mais amplos de telessaúde e com maior cobertura. Nesse sentido, foi distinta sua aplicação em no período recente em resposta à pandemia por covid-19, em que inúmeros serviços rapidamente transitaram para a telessaúde.

TENDÊNCIAS FUTURAS

O uso progressivo da TM é esperado para os próximos anos, no entanto, após o aumento de atendimentos durante o pico da pandemia de covid-19, algumas áreas apresentaram o retorno do número de atendimentos próximo ao período pré-pandemia.[14] O estado mental global que irá se configurar após a covid-19 ainda é desconhecido, mas o retorno ao atendimento presencial como padrão não é necessariamente o melhor ou o único cenário. De fato, os serviços de TSM provavelmente irão desempenhar um papel-chave na abordagem e cuidado dos impactos psíquicos da pandemia.

Atualmente, acredita-se que o "modelo híbrido de cuidado" ou "modelo de cuidado aprimorado" (*enhanced care*) irá prevalecer sobre os modos presencial ou de teleatendimento isoladamente.[14] Não há nenhum tratamento em saúde mental (ou possivelmente na própria medicina) que funcione muito bem para todas as pessoas que sofrem de determinado transtorno.[7] A tendência é que progressivamente se estabeleça um variado leque de acessos e cuidados multinível, multiprofissional, seja presencial e/ou em TSM, permitindo uma maior personalização. Observando que a TSM não é uma ferramenta, mas sim um método de exercício médico, e que o profissional tem autonomia para definir o método mais seguro para o paciente – por isso, muitas vezes se mostra necessária uma capacitação. Há que se observar a necessidade de regulamentação adequada, uma vez que uma legislação muito vaga pode levar a um uso indiscriminado e desvirtuado da TM, o que prejudicaria tanto os profissionais quanto os pacientes.

INTELIGÊNCIA ARTIFICIAL (IA)

A inteligência artificial (IA) tem sido cada vez mais empregada nos mais diversos campos da medicina; sua adoção na saúde mental, contudo, tem sido mais lenta. Em virtude da alta prevalência e morbidade, considera-se urgente a necessidade de ajuda da IA na identificação de pessoas de alto risco ou mediante intervenções para prevenção ou tratamento em saúde mental. Estudos de seu uso diretamente em teleatendimentos são escassos, porém há um aumento crescente de exemplos de sucesso de sua aplicação por meio de registros eletrônicos, neuroimagem, sistemas de monitoramento e plataformas de mídia social para predizer ou classificar subgrupos de transtornos mentais, bem como para apoio em questões como a suicidalidade.[15]

Não há ferramentas aprovadas para o uso clínico da IA na TSM, porém existem inúmeras ferramentas em desenvolvimento que podem funcionar não para substituir o profissional de saúde, mas sim para gerar *insights* descritivos, diagnósticos ou preditivos que apoiem nas decisões e cuidado clínico. Podemos citar como exemplos dessas ferramentas em desenvolvimento: predição de resposta a antidepressivos e antipsicóticos, análise de imagens do Instagram para predizer o risco de depressão, diagnóstico de quadros demenciais pela análise de múltiplos bancos de dados, identificação de alcoolismo baseado em imagens, detecção de TEPT baseado em análises de áudio (transcritos por métodos automatizados), análise de risco de readmissão hospitalar psiquiátrica, predição de risco de suicídio e predição do desenvolvimento de insuficiência renal em usuários de lítio.

Enquanto a IA pode ajudar a redefinir os quadros mentais de modo mais objetivo, identificar pessoas em estágios prodrômicos, personalizar os tratamentos, empoderar os pacientes em relação ao seu cuidado, ela deve lidar também com questões de vieses, preconceitos, privacidade, transparência e outras preocupações éticas.[15]

Há estudos para agregar a IA além da capacidade de realizar tarefas concretas rapidamente, o que inclui a habilidade de tomar decisões justas, equitativas, compassivas e empáticas, considerando questões éticas, de múltiplas perspectivas e da própria diversidade entre as pessoas. Esse avanço é chamado por muitos de sabedoria artificial (*artificial wisdom*), que incluiria comportamentos prossociais como empatia, compaixão, autorregulação, autorreflexão com autocorreção, aceitação de incertezas e perspectivas diversas, tomadas de decisões sociais e, talvez, espiritualidade.[16]

CONSIDERAÇÕES FINAIS

A maioria das pesquisas relacionadas à TM, de modo geral, sugere que ela é uma ferramenta que se mostra efetiva na promoção e no cuidado em saúde. Contudo, a literatura ainda é escassa em relação à efetividade e segurança do seu uso em longo prazo. Houve um grande avanço da TM durante a pandemia, especialmente no Brasil, onde inclusive ocorreu sua legalização. Há uma tendência global no uso de modelos híbridos entre os modelos presenciais e por uso de TIC, de modo que a TM tem um caráter complementar e não substitutivo. O avanço da inteligência artificial, particularmente da "sabedoria artificial", pode representar avanços e grandes mudanças de paradigma no cuidado em saúde mental.

REFERÊNCIAS BIBLIOGRÁFICAS

1. CONSELHO FEDERAL DE MEDICINA (CFM). Resolução n. 1.643/2002, Define e disciplina a prestação de serviços através da Telemedicina. Publicada no D.O.U. de 26 de agosto de 2002, Seção I, p. 205. Disponível em: https://sistemas.cfm.org.br/normas/visualizar/resolucoes/BR/2002/1643
2. COLUCCI M, BALDO V, BALDOVIN T, BERTONCELLO C. A "matter of communication": A new classification to compare and evaluate telehealth and telemedicine interventions and understand their effectiveness as a communication process. *Health Informatics Journal* 2017; Dec 21; 25(2): 446-60.
3. DIAS RDS, MARQUES ADFH, DINIZ PRB, SILVA TABD, COFIEL L, MARIANI MMDC et al. Telemental health in Brazil: past, present and integration into primary care. *Archives of Clinical Psychiatry* 2015; April 42 (2): 41-4.
4. SCHEFFER M, editor. Demografia Médica no Brasil 2020 [Internet]. FMUSP, CFM; Disponível em: https://www.fm.usp.br/fmusp/conteudo/DemografiaMedica2020_9DEZ.pdf.
5. MEHROTRA A, HUSKAMP HA, SOUZA J, USCHER-PINES L, ROSE S, LANDON BE et al. Rapid growth in mental health telemedicine use among rural medicare beneficiaries, wide variation across states. *Health Affairs* 2017; May 36 (5): 909-17.
6. BRISCOE M. Telepsychiatry and e-mail health. Wooton R, Yellowlees P, McLaren P (ed.). Royal Society of Medicine Press: London. 2003. Psychological Medicine. 2003 Oct 30;33(8):1488–9.
7. BUSCH AB, SUGARMAN DE, HORVITZ LE, GREENFIELD SF. Telemedicine for treating mental health and substance use disorders: reflections since the pandemic. *Neuropsychopharmacology* 2021; Jan 21;1-3. Disponível em: https://www.nature.com/articles/s41386-021-00960-4.
8. SHIGEKAWA E, FIX M, CORBETT G, ROBY DH, COFFMAN J. The current state of telehealth evidence: a rapid review. *Health Aff* 2018; Dec 37(12):1975-82.
9. HUNGERBUEHLER I, VALIENGO L, LOCH AA, RÖSSLER W, GATTAZ WF. Home-based psychiatric outpatient care through videoconferencing for depression: a randomized controlled follow-up trial. *JMIR Ment Health* 2016; Aug 3; 3(3): e36.
10. OLTHUIS JV, WOZNEY L, ASMUNDSON GJG, CRAMM H, LINGLEY-POTTIE P, MCGRATH PJ. Distance-delivered interventions for PTSD: A systematic review and meta-analysis. *J Anxiety Disord* 2016; Dec 44: 9-26.
11. YELLOWLEES P, SHORE J, ROBERTS L. Practice guidelines for videoconferencing-based telemental health – october 2009. *Telemedicine and e-Health* 2010; Dec16 (10): 1074-89.
12. LI MM, RISING KL, GOLDBERG EM. Transitioning to telehealth? A guide to evaluating outcomes. *Health Policy Technol* 2022; Mar 27; 100623.
13. BARBOSA W, ZHOU K, WADDELL E, MYERS T, DORSEY ER. Improving access to care: telemedicine across medical domains. *Annu Rev Public Health* 2021; Apr 1; 42: 463-81.
14. THOMAS EE, TAYLOR ML, WARD EC, HWANG R, COOK R, ROSS J-A et al. Beyond forced telehealth adoption: A framework to sustain telehealth among allied health services. *J Telemed Telecare* 2022; Feb 7; 1357633X221074499.
15. LEE EE, TOROUS J, DE CHOUDHURY M, DEPP CA, GRAHAM SA, KIM H-C et al. Artificial intelligence for mental health care: clinical applications, barriers, facilitators, and artificial wisdom. *Biol Psychiatry Cogn Neurosci Neuroimaging* 2021; Sep 6(9): 856-64.
16. JESTE DV, LEE EE. Emerging empirical science of wisdom: definition, measurement, neurobiology, longevity, and interventions. *Harvard* Review *of* Psychiatry 2019 [cited 2020 Sep 1]; 27(3):127-40. Disponível em: https://www.ncbi.nlm.nih.gov/pmc/articles/PMC6519134/.

03

Desafios, aprendizados e perspectivas

Isabel C. Weiss de Souza
Elisa Harumi Kozasa

"Observamos que traumas (experiências perturbadoras) psíquicos agudos, por mais graves que sejam, não resultam num dano tão profundo quanto a solidão espiritual crônica ou prolongada."
(John Bowlby - 2006:42)*

INTRODUÇÃO

A nós, organizadoras desta obra, coube a tarefa de tentar concluir algo que, na verdade, ainda está em construção na nossa visão.

Legado é o que se deixa, de valor ou não, para alguém. Este significado do termo nos faz pensar em uma herança. Apesar de ainda caminharmos com a pandemia da covid-19 que vem se modificando a cada mutação do vírus, os dois últimos anos nos pareceram emblemáticos e isso nos gerou o desejo ousado de tentar trazer aqui já algumas reflexões.

Não pretendemos, neste capítulo, falar de sequelas prolongadas, o que fugiria de nossas áreas de atuação e pesquisa, assim como do escopo deste livro. No entanto, não podemos deixar de citá-las: fadiga persistente, dispneia, anosmia, psicoses, doenças da glândula tireoide, arritmia cardíaca, síndrome da resposta

* John Bowlby (1907-1990) foi um psicólogo e psiquiatra britânico com relevantes estudos sobre o desenvolvimento infantil, especialmente no tocante à segurança que a criança experimenta (ou não) com seus cuidadores e o impacto disso no seu desenvolvimento social e emocional. Esta citação é de uma de suas obras, resultado de um relatório que preparou para a Organização Mundial de Saúde (OMS), citação esta retirada da experiência com crianças refugiadas na Vila Pestalozzi, em Trogen, na Suíça.

inflamatória multissistêmica em crianças, entre outras.[1] Essas doenças, somadas à incerteza de seus prognósticos,[1] representam uma parte importante dos desafios que viemos enfrentando e certamente contribuem para o cenário ao qual fomos arremessados com o advento da pandemia.

Reservamos, a nós, o direito de fazer um recorte nesse complexo cenário, no que tange à saúde mental que, como vimos nos capítulos anteriores, foi ampla e profundamente abalada pelo vírus propriamente dito, assim como pelas medidas necessárias no enfrentamento da pandemia e suas vastas consequências psicossociais.

DESAFIOS

A mudança de paradigmas parece ter acontecido de um dia para o outro. Quando ouvimos falar da existência do vírus em uma cidade da China e as imagens mostravam que os seus profissionais de saúde estavam totalmente paramentados, a cidade se encontrava vazia e a transmissão se dava com grande rapidez, tivemos uma sensação de *déjà vu*, uma vez que os filmes já haviam explorado cenários semelhantes. Em meio a isso, um misto de sentimentos nos invadiu: "tudo vai ficar bem" e ao mesmo tempo "o que será que vem por aí?".

Não se tratava de algo já visto ou vivido; ao contrário, estávamos despreparados. Um pouco de conhecimento em epidemiologia já seria suficiente para imaginarmos que grandes mudanças estavam por vir e grandes esforços seriam necessários.

A preocupação relativa à nossa capacidade de pensar e agir coletivamente foi o que afligiu uma destas autoras, em particular, naqueles primeiros dias de março de 2020. Será que havíamos sido preparados para abdicarmos de comportamentos privados a fim de beneficiarmos uma maioria? Será que seríamos capazes de nos reinventarmos, num curto espaço de tempo (não tínhamos ainda a visão do longo prazo), para que o essencial fosse garantido a todos? Será que seríamos capazes de entender que se tratava de um marco na humanidade, uma vez que provavelmente seria um fenômeno global, e que dele precisaríamos extrair aprendizados, em vez de esperar que "as coisas voltassem ao normal"? Será que conseguiríamos adaptar nossos trabalhos ao novo contexto? Será que teríamos como sobreviver?

Aquela esperada correria inicial ao supermercado para garantir determinados suprimentos (p. ex., papel higiênico) e às lojas de material cirúrgico para assegurar sua cota de álcool e máscaras já, de início, nos remeteu a um cenário de guerra e de falta de planejamento e diretrizes, nos conduzindo à sensação de "salve-se quem puder". Esse foi um dos primeiros desafios ao qual gostaríamos de destacar nessa perspectiva. Faltava uma voz que guiasse e garantisse que as informações de qualidade seriam veiculadas e orientariam a população.

Em nosso país, especificamente, como foi abordado em capítulos anteriores, enfrentamos a desinformação, por um longo período, o que foi (e tem sido, talvez) um forte agravante da situação.

Outros desafios concomitantes foram surgindo e o fechamento das cidades, de imediato, trouxe a rebote uma série de enfrentamentos. Paradoxos do tipo "como ficar em casa e garantir o sustento da família" se impuseram, e aqueles que puderam trabalhar a distância (*on-line*) foram se adaptando. Mecanismos de *delivery* conseguiram manter a entrega de alimentos àqueles que podiam custeá-los, organizações não governamentais se esforçaram para amparar os demais, mas claro, diante de um país de dimensões continentais e sem um envolvimento efetivo do poder público em ações de larga escala, alguns problemas acabaram se cronificando.

Crianças e adolescentes sem escolas! A rotina familiar impactada, a vida social de todos em suspenso, casais e famílias tiveram que viver sua realidade cotidianamente sem os escapes de horas a fio fora de casa envolvidos no trabalho e em escolas. O dever de casa agora seria compatibilizar necessidades, angústias, faltas, humores e, principalmente, encarar o "como está nossa relação?".

Muitos jovens se alienaram em jogos eletrônicos, agravando um cenário de dependência que já era anunciado por especialistas, sob a justificativa de que somente ali eles poderiam se relacionar durante o isolamento social. Concentrar-se nos estudos, assim como conviver com os membros da família, foi se tornando cada vez menos possível diante de toda essa situação e assim sintomas de ansiedade e depressão se tornaram cada dia mais frequentes entre muitos deles.

Pessoas que viviam sozinhas, em grandes cidades, experimentaram solidão e angústia intensas que, em muitos casos, as conduziram à necessidade de mudanças em seu estilo de vida. Aqueles que tiveram condições de voltar para suas famílias assim o fizeram, e alguns mergulharam em seus trabalhos remotos, chegando à situação de *burnout*.

Começaram a disparar mundo afora índices de depressão, ansiedade e alcoolismo, doenças que, como dito anteriormente, já estavam no radar de organizações como a OMS. E, para nós profissionais de saúde mental, surgia uma preocupação importante: como disponibilizar atendimento de qualidade àqueles que agora, certamente, se viam mais vulneráveis. O modelo *on-line* foi se consolidando, a telemedicina, assim como a psicoterapia *on-line*, conseguiu avançar, mas ainda há muito a ser feito, uma vez que nossa população não dispõe, muitas vezes, de internet de qualidade e de dispositivos eletrônicos que lhe permita acessar os profissionais, especialmente no setor público.

A atenção primária à saúde (APS), que sempre desempenhou um papel crucial na saúde pública brasileira, se via sobrecarregada, assim como os hospitais, com profissionais se arriscando e se habilitando, ao mesmo tempo, para enfrentarem uma emergência sanitária de proporções jamais vistas. Entre tantos desafios nesse contexto, um dos mais incitadores seria, sem dúvida, como cuidar da saúde do trabalhador de saúde, que se via esgotado, despreparado e ameaçado pelo vírus.

APRENDIZADOS

Em mais de dois anos de pandemia, foram muitos os aprendizados e longe de nós querermos esgotá-los nesta oportunidade. Voltamos nosso olhar para alguns aspectos que julgamos muito relevantes e vão ao encontro da proposta deste livro, que é registrar o que estamos vivendo para que sirva, a nós mesmos, como memória e às gerações futuras como registro.

No livro *21 lições para o século XXI*, Yuval Noah Harari[2] ressalta que "não devemos jamais subestimar a estupidez humana. Tanto no nível pessoal quanto no coletivo, os humanos são propensos a se engajar em atividades autodestrutivas" e que uma das bases dessa autodestruição estaria na crença alimentada pela maioria das pessoas, segundo ele, de que são o centro do mundo e de que sua cultura é o sustentáculo da história.

As reflexões trazidas pelo autor[2] remeteu ao que vivemos nesses tempos e, principalmente, às angústias sentidas, uma vez que ele aponta que a humildade é necessária para que nos percebamos todos como iguais e complementares, interdependentes acima de tudo. E o que vimos, muitas vezes, foram ações desconectadas do interesse comum de sobrevivência.

Ações como ficar em casa, quem pudesse, certamente limitavam, mas tratava-se de um grande privilégio, assim como uma oportunidade para ajudar, de alguma forma, aqueles que não dispunham dessa possibilidade. Muitos se contaminaram em transportes públicos, no trabalho, em aglomerações inevitáveis para assegurar a sobrevivência e, muitos desses, perderam suas vidas. Assim como muitos conseguiram se manter, graças à ajuda daqueles que lhes garantiram o básico.

É direito de todos o acesso à própria consciência, e o contato com o silêncio e a simplicidade pode ter servido a muitos de nós como via de acesso a ela. Como uma de nós mora bem próximo a um aeroporto, o ruído das aeronaves e, antes da pandemia, era uma constante e lembrava desse mundo globalizado que vivemos. E tudo silenciou! Fomos testados em relação à nossa capacidade de parar e observar a nossa mente. Muitos se depararam com uma mente agitada, sempre em busca de satisfação e, ao mesmo tempo, sem condições de efetivamente aproveitar em razão da pressa, da ocupação constante e da ansiedade, como diria Kabat-Zinn.[3]

O silêncio pode ter propiciado o que Harari chamou de uma perigosa exploração em aberto da mente, quando ele se refere à meditação como forma de descobrir "narrativas pré-fabricadas" após uma exploração metódica e objetiva da mente. Independentemente de ser ou não praticante de meditação formal, o novo contexto favoreceu essa familiarização com a própria mente, promovendo muitas vezes verdadeiras disrupturas e crises, mas, também, abrindo para novas formas de pensar mais coerentes com o essencial, em sintonia com propósitos e valores. Nunca antes se falou tanto de meditação!

Nesse período, nós especialistas na área, fomos levados a falar sobre o assunto em diversas *lives* e *webinars* em escolas, empresas, indústrias e hospitais. A mente tagarela e desejante agora precisava ser cuidada. A saúde mental ganhou visibilidade. Aprendemos que, sem ela, nada feito! Aqueles que já davam a ela o devido cuidado enfrentaram esses desafios com mais serenidade, uma vez que já vinham reconhecendo a importância de se viver o presente. Essa habilidade nos permite explorar as possibilidades do momento atual e partir rumo ao enfrentamento, considerando nossa impotência diante de muitos acontecimentos, aceitando o que não podemos mudar, porém com abertura e curiosidade explorando novas possibilidades e atentos ao que pode favorecer a todos.

Aprendemos novas habilidades relacionadas à vida doméstica, assim como participamos mais da vida escolar dos filhos e valorizamos o trabalho do professor, entendemos mais de perto sobre o que cada um da família faz em seu trabalho– enfim, para aqueles que viveram o isolamento social, passamos a levar nossa vida para dentro de casa.

Aprendemos que a vida acontece para além do trabalho e que seguir lemas velhos conhecidos como "o que você faz de meia-noite às seis da manhã?", insinuando a extensão da jornada como fórmula do sucesso, é algo que fadava ao adoecimento. Muitas empresas e muitas pessoas passaram a adotar um estilo de vida mais simples e equilibrado, enquanto outras ainda batalham para adequação das horas de trabalho no *home office*.

Aprendemos, também, que as ferramentas tecnológicas podem encurtar espaços, acelerar processos, viabilizar disseminação de conhecimentos, diminuir poluição e trânsito nas cidades, podendo se tornar cada vez mais eficientes. Estamos sujeitos a situações de catástrofes ambientais, novas pandemias, guerras e certamente o trabalho remoto pode nos manter conectados, nos ajudando mutuamente e mantendo o ensino atuante.

Crianças e jovens (e, muitas vezes, nem tão jovens assim) foram levados a entender que o sacrifício ao qual estávamos submetidos era em prol da humanidade, em detrimento de desejos e necessidades pessoais. Vimos pessoas terem muita dificuldade em entender isso e partirem em busca de interesses pessoais. Matérias na mídia abordavam sobre a proibição de ocupação de espaços públicos e a dificuldade das pessoas em entender que a proibição se aplicava a todos, exatamente porque estar ali seria um direito de todos.

Aprendemos que fazemos muita falta na vida uns dos outros, independentemente de faixa etária, e que abraçar e beijar, expressão de afeto tão corriqueira entre os brasileiros até então, hoje ainda merece cautela.

A confiança em poder ser ajudado, que está nas bases da saúde mental,[4] precisa ser cada vez mais legitimada por meio da não violação de direitos e no reconhecimento de ações em prol da coletividade, gerando sentimentos de amparo e segurança, mesmo diante de desafios.

PERSPECTIVAS

Como podemos sair fortalecidos dessa experiência pandêmica?

Que oportunidades podemos deixar florescer nos próximos anos?

Temos opções sobre como agiremos daqui para diante.

Podemos mergulhar nos problemas dos últimos anos ou aprender a questionar quais são as prioridades e valores importantes. O que realmente importa? O que importa para você?

No artigo publicado no *New England Journal of Medicine* de 2012, o Dr. Michael Barry e Susan Edgman-Levitan trouxeram a importância de perguntar: "O que importa para você?" além de "Qual é o problema?" para a implementação da tomada de decisão compartilhada com o paciente.[5] Para o Institute for Health Improvement, "O que importa" é um conceito fundamental para criar relacionamentos profundos com os pacientes e seus familiares, uma compreensão do que realmente importa para eles para cocriar a saúde.

Essa ideia de cocriar a saúde é presente em diferentes momentos deste livro. A saúde não pode ser terceirizada para um profissional. Ela precisa ser cocriada pelos diferentes atores do processo e centrada na pessoa. Qual o melhor que podemos fazer para promover saúde? Qual o melhor que podemos fazer para sermos pessoas mais felizes e cultivar nosso bem-estar?

Este conceito vai para além "do paciente".

Os últimos anos têm deixado claro que simplesmente não há como esperar engajamento no ambiente de trabalho, por exemplo, sem pensar, ou melhor, efetivar, bem-estar para os colaboradores. Ambientes que promovam a comunicação, o diálogo, e promovam o bem-estar tanto psicologicamente quanto fisicamente, fazem toda a diferença para atrair as pessoas a saírem de suas casas para irem ao escritório. Com exceções, parece que a maioria das empresas, quando possível, está optando por um modelo híbrido de trabalho, em que podemos ficar alguns dias em casa e outros na instituição. O ambiente precisa promover também a possibilidade de focar, se concentrar. Nos últimos tempos, o *home office*, que no início era um desafio com filhos, distrações diversas, tornou-se uma opção possível com uma dose de organização familiar. Já as empresas começaram a cuidar de possibilidades de isolamento para que o colaborador tenha a oportunidade de ser mais produtivo e menores riscos de se contaminar.[6]

O conceito de *home office* vem se expandindo. *Home* não é necessariamente sua casa ou lar, mas pode ser qualquer lugar do planeta. Há profissionais, chamados hoje em dia de nômades digitais, que aproveitam a oportunidade do trabalho remoto para viverem em diferentes países, conhecer diferentes culturas e ter "o trabalho dos sonhos". A tecnologia tem permitido uma evolução, ou melhor, revolução nos contratos de trabalho. A tão sonhada flexibilidade se faz presença na rotina de muitas pessoas que antes da pandemia não tinham essa possibilidade.[7]

Seja qual for o modelo de trabalho, a saúde mental e o bem-estar dos colaboradores fazem parte da agenda central de muitas corporações. Dos afastamentos por depressão e ansiedade à Grande Debandada que ocorreu em países como os Estados Unidos, em que 40 milhões de trabalhadores, muitos deles qualificados, decidiram deixar trabalhos sem propósito ou abusivos.[8] Não há mais como desconsiderar que a saúde mental tem um papel central na sociedade!

REFERÊNCIAS BIBLIOGRÁFICAS

1. LADANI A, LOGANATHAN M, KOLIKONDA M, LIPPMANN S. COVID-19 Legacy. *South Med J* 2021; 114(12): 751-9. Disponível em: https://smaorg-bucket.s3.amazonaws.com/smj-articles/2021/20211200.0/20211200.0-00004.pdf?response-cache-control=no-cache%2C+must-revalidate%2C+max-age%3D0%2C+post-check%3D0%2C+pre-check%3D0&response-content-disposition=inline%3B+filename%3D%2220211200.0-00004.pdf%22&response-content-type=application%2Fpdf&response-expires=Thu%2C+16+Jun+2022+11%3A22%3A07+GMT&AWSAccessKeyId=AKIAJCCQKNA2E3LVMDTQ&Expires=1656069727&Signature=LY2PafNkPx8avzA6xNarfPtMXQc%3D; acessado em 19 de junho de 2022.
2. HARARI YN, GEIGER P. 21 lições para o século 21. São Paulo: Companhia das Letras; 2018.
3. KABAT-ZINN J, HANH TN. Full catastrophe living: using the wisdom of your body and mind to face stress, pain, and illness. New York: Delta Book; 1990. 720 p.
4. BOWLBY J. Cuidados maternos e saúde mental. 5. ed. São Paulo: WMF Martins Fontes; 2006.
5. INSTITUTE FOR HEALTHCARE IMPROVEMENT. The power of four words: "What matters to you?". 2022. Disponível em: http://www.ihi.org:80/Topics/WhatMatters/Pages/default.aspx; acessado em 19 de junho de 2022.
6. APPEL-MEULENBROEK R, KEMPERMAN A, VAN DE WATER A, WEIJS-PERRÉE M, VERHAEGH J. How to attract employees back to the office? A stated choice study on hybrid working preferences. *J Environ Psychol* 2022; 81: 101784. Disponível em: https://www.sciencedirect.com/science/article/pii/S0272494422000299; acessado em 19 de junho de 2022.
7. EY PEOPLE ADVISORY SERVICES BELGIUM. Future of work: qualitative study to work organisation trends in Belgium post-Covid. EYGM Limited; 2021.
8. GOLDBERG E. All of those quitters? They're at work. *The New York Times*. 14 de maio de 2022; Disponível em: https://bdnews24.com/world/americas/2022/05/14/all-of-those-quitters-theyre-at-work; acessado em 19 de junho de 2022.

Conheça também da mesma autora

MINDFULNESS E TERAPIA COGNITIVO-COMPORTAMENTAL

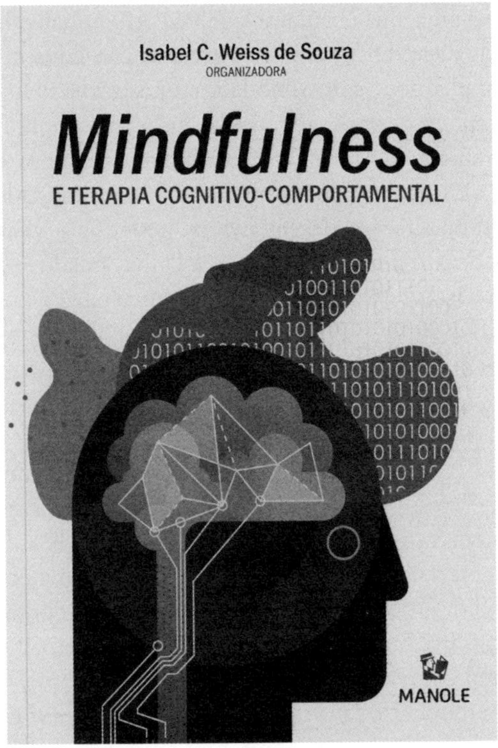

A meditação baseada em *mindfulness* é um processo de ampla mudança de nossa relação com nossos pensamentos, sentimentos, sensações e comportamentos, consequentemente. Vivemos muito identificados com nossa mente e passamos a ser conduzidos por ela. Numa atividade, muitas vezes desenfreada, a mente vagueia à deriva e se deixa levar por pensamentos que em boa parte das vezes são julgamentos.

Não percebemos, mas os pensamentos que têm este caráter, estão em toda parte. E começamos por nós mesmos, e estes são certamente os piores julgamentos, aqueles que nos aprisionam nas cadeias e padrões aprendidos, gerando um círculo vicioso do qual, por vezes, não conseguimos sair. A experiência é o que é. Nós que atribuímos a ela valores e reagimos às mesmas.

Seria mais fácil vivenciar emoções desafiadoras se não as julgássemos como boas ou ruins. Atribuir valores às emoções estaria no cerne da questão. Menos juiz e mais testemunha no sentido de aguardar antes de reagir automaticamente. Parar, analisar o que sente, o que passa na cabeça, quais sentimentos estão presentes, respirar para novamente ampliar para o contexto e daí sim, escolher a melhor resposta.

O exercício acima, que chamamos de PARAR, nos auxilia a todo momento nesta habilidade de aprender com a experiência ao invés de automaticamente reagir a ela. Amplia nossas possibilidades e nos torna mais assertivos. Ele faz parte de um amplo repertório de práticas que são disponibilizadas àqueles que recebem um treinamento formal de *mindfulness*, feito por instrutores capacitados e certificados para tal, por meio de Programas validados cientificamente.

Estes Programas foram desenvolvidos, testados e validados nas principais universidades do mundo, incluindo a Universidade Federal de São Paulo (Unifesp), onde Isabel Weiss testou de forma pioneira no país o Programa *Mindfulness-Based Relapse Prevention* (MBRP). Quando foi desenvolvido, no início dos anos 2000, foi proposto para pacientes abusadores de substâncias. No entanto, se mostrou um programa transdiagnóstico ao longo dos anos por intermédio das pesquisas e da experiência clínica.

É isso que o livro "Mindfulness e Terapia Cognitivo-Comportamental", lançado também pela Editora Manole (2020), também organizado pela Dra. Isabel Weiss, vem contar. A história da chegada do MBRP ao Brasil em 2011, e todo o processo de adaptação do mesmo ao contexto brasileiro, além do estudo de viabilidade, efetividade e eficácia que desenvolveu em seu doutorado pela Unifesp, com colaboração internacional da primeira autora do MBRP, Dra. Sarah Bowen (*Washington University*).

O livro trata também da adaptação do MBRP para o contexto clínico de múltiplos diagnósticos. Além de apresentar seu caráter talvez universal, quando aplicado a pessoas sem diagnóstico, mas que procuraram, a fim de desenvolverem a habilidade da atenção plena, amplamente aplicável no contexto da saúde integral. Casos clínicos são reportados.

E, por fim, o livro apresenta uma série de outros Programas de *mindfulness*, que como o MBRP passaram depois a serem testados e adaptados à realidade brasileira, pelas mãos de pesquisadores/clínicos em nosso país.

O livro retrata a complementariedade de *mindfulness* à TCC e demonstra o que hoje se denomina por Terceira Geração das Terapias Comportamentais.

Convido-lhe à leitura!

Isabel C. Weiss de Souza, PhD.